Наталия Мирская
Анна Синякина
Анастасия Коломенская

Профилактика и коррекция нарушений зрения детей школьного возраста

Наталия Мирская
Анна Синякина
Анастасия Коломенская

Профилактика и коррекция нарушений зрения детей школьного возраста

Инновационные технологии здоровьесбережения

Palmarium Academic Publishing

Impressum / Выходные данные
Bibliografische Information der Deutschen Nationalbibliothek: Die Deutsche Nationalbibliothek verzeichnet diese Publikation in der Deutschen Nationalbibliografie; detaillierte bibliografische Daten sind im Internet über http://dnb.d-nb.de abrufbar.
Alle in diesem Buch genannten Marken und Produktnamen unterliegen warenzeichen-, marken- oder patentrechtlichem Schutz bzw. sind Warenzeichen oder eingetragene Warenzeichen der jeweiligen Inhaber. Die Wiedergabe von Marken, Produktnamen, Gebrauchsnamen, Handelsnamen, Warenbezeichnungen u.s.w. in diesem Werk berechtigt auch ohne besondere Kennzeichnung nicht zu der Annahme, dass solche Namen im Sinne der Warenzeichen- und Markenschutzgesetzgebung als frei zu betrachten wären und daher von jedermann benutzt werden dürften.

Библиографическая информация, изданная Немецкой Национальной Библиотекой. Немецкая Национальная Библиотека включает данную публикацию в Немецкий Книжный Каталог; с подробными библиографическими данными можно ознакомиться в Интернете по адресу http://dnb.d-nb.de.
Любые названия марок и брендов, упомянутые в этой книге, принадлежат торговой марке, бренду или запатентованы и являются брендами соответствующих правообладателей. Использование названий брендов, названий товаров, торговых марок, описаний товаров, общих имён, и т.д. даже без точного упоминания в этой работе не является основанием того, что данные названия можно считать незарегистрированными под каким-либо брендом и не защищены законом о брендах и их можно использовать всем без ограничений.

Coverbild / Изображение на обложке предоставлено: www.ingimage.com

Verlag / Издатель:
Palmarium Academic Publishing
ist ein Imprint der / является торговой маркой
OmniScriptum GmbH & Co. KG
Heinrich-Böcking-Str. 6-8, 66121 Saarbrücken, Deutschland / Германия
Email / электронная почта: info@palmarium-publishing.ru

Herstellung: siehe letzte Seite /
Напечатано: см. последнюю страницу
ISBN: 978-3-639-69924-1

Copyright / АВТОРСКОЕ ПРАВО © 2014 OmniScriptum GmbH & Co. KG
Alle Rechte vorbehalten. / Все права защищены. Saarbrücken 2014

Оглавление

ВВЕДЕНИЕ

В последние 20 лет отмечается постоянное ухудшение здоровья детей и подростков нашей страны, а также рост заболеваемости по всем классам болезней. Болезни глаз и его придаточного аппарата находятся на третьем месте в структуре всей заболеваемости детей и составляют 9200 на 100 тыс. детского населения. Заболеваемость глаз у детей заметно превышает таковую у взрослого населения и имеет тенденцию к дальнейшему росту. На протяжении пребывания детей в школе увеличивается частота и степень снижения их зрения в 2-3 раза. Более половины всех случаев патологии глаз составляет миопия, распространенность которой среди учащихся общеобразовательных учреждений достигает 25-30% [1].

В нашей стране около 15 млн. близоруких людей, половина из которых имеет прогрессирующую форму, приводящую к слепоте и инвалидности. [2, 3]. Если раньше близорукость особенно интенсивно развивалась в старших классах, то в последнее время идёт сдвиг выявления патологии у младших школьников.

В научных исследованиях клиницистов и физиологов доказана тесная взаимосвязь нарушений и заболеваний глаз и его придаточного аппарата с нарушениями и заболеваниями других органов и систем (сердечно - сосудистой системы, желудочно-кишечного тракта, эндокринопатиями, эндогенным ожирением, поражением кожи, хроническими тонзиллитами, аденоидами, нарушениями со стороны опорно-двигательного аппарата и др.). Так, например, в развитии болезней глаз важную роль играет осанка. Есть такой термин – цервикальная близорукость (*cervix* (лат.) – шея). Установлено, что у близоруких детей значительно чаще выявляются изменения позвонков и межпозвонковых дисков в шейном отделе позвоночника [4, 5, 6, 7, 8, 9, 10].

Большинство проблем здоровья взрослых закладываются в раннем детстве. В первую очередь это относится к органу зрения (ОЗ). Формирование правильных зрительных поведенческих навыков и привычек у детей – залог хорошего зрения на всю жизнь. Необходимо создать устойчивые стереотипы здорового образа жизни (ЗОЖ), позволяющие сохранить природное зрение ребенка, привить культуру зрительной работы. Эти вопросы следует решать безотлагательно и сообща, что возможно только при условии объединения усилий родителей, педагогов и медицинских работников [11].

Высокая распространенность функциональных нарушений и начальных форм заболеваний ОЗ учащихся общеобразовательных учреждений, социальная значимость этих состояний, отсутствие эффективных технологий, направленных на предупреждение возникновения и прогрессирования указанных нарушений у детей школьного возраста, являются предпосылкой для разработки медико-организационных мероприятий направленных на профилактику и коррекцию, прежде всего, функциональных нарушений и начальных форм заболеваний ОЗ и придаточного аппарата глаза.

Наиболее перспективным направлением улучшения здоровья детей и подростков является профилактика его нарушений непосредственно на базе общеобразовательных учреждений. Школа – идеальное место по осуществлению профилактических и оздоровительных мероприятий. Не отрицая роли амбулаторно-поликлинической службы, следует признать, что профилактическую работу целесообразно осуществлять непосредственно по месту обучения детей, т.к. более высокая эффективность реализации этой работы достигается взаимодействием медицинского и педагогического персонала, родителей, при активном участии самих учащихся. Преимуществом такой формы работы является неразрывность учебного и оздоровительного процессов, непосредственное участие педагогов в охране здоровья школьников [12, 13, 14, 15, 16].

Литература

1. Рапопорт И.К., Цамерян А.П. Диагностика, профилактика и оздоровление учащихся с рефракционными нарушениями и заболеваниями глаз. Школа здоровья. М.; 2012; 1: 41-51.
2. Либман Е.С., Шахова Е.В. Слепота и инвалидность вследствие патологии органа зрения в России. Вестник офтальмологии. 2006; 1: 35-37.

3. Либман Е.С., Рязанов Д.П., Калеева Э.В. Инвалидность вследствие нарушений зрения в России. В книге V Российского общенационального офтальмологического форума. Сборник научных трудов научно-практической конференции с международным участием. М., 2012; 2: 797-798.
4. Комаров Ф.И., Нестеров А.П., Марголис М.Г., Бровкина А.Ф. Патология органа зрения при общих заболеваниях. М.: Медицина; 1982.
5. Базарный В.Ф. Синдром «низко склонённой головы» в генезисе специфического конституционального «профиля» учащихся, механизм его развития, подходы к профилактике. Бюллетень СО АМН СССР; 1986; 4.
6. Базарный В.Ф., Уфимцева Л.П., Оладо Э.Я. и др. Система массовой профилактики отклонений в развитии зрения и нарушения осанки у детей и подростков, организованных в детских дошкольных и школьных учреждениях. Красноярск; 1989.
7. Арсланов В.А., Ситдиков Ф.Г., Арсланова Л.М. Осанка школьников младшего возраста и её влияние на функциональное состояние некоторых систем организма. Казанский медицинский журнал. 1989; LXX; 1: 71-73.
8. Аветисов Э.С. Близорукость. М., 1999.
9. Арутюнов С.Д., Маштакова Е.Е. Орджоникидзе М.З. и др. Корреляционная взаимосвязь постурального баланса с функциональным состоянием других систем организма у лиц с длительными постуральными перегрузками. Мануальная терапия. Обнинск; 2009; 1(33): 28-35.
10. Ушакова М.А., Ушакова Е.Г. Состояние здоровья школьников 15-18 лет в Москве. Гигиена и санитария. М.: Медицина; 2008; 5: 59-61.
11. Сидоренко Е.М. Гость номера. Медработник ДОУ. 2011; 7(27): 6-8.
12. Кучма В.Р., Сухарева Л.М., Степанова М.И. Гигиенические проблемы школьных инноваций. М.: НЦЗД РАМН; 2009. 240с.

13. Мирская Н.Б. Инновационные технологии реализации концептуальной модели профилактики и коррекции нарушений и заболеваний костно-мышечной системы школьников: Автореф. дис. … докт. мед. наук. М.; 2010. 48с.

14. Мирская Н.Б. Профилактика заболеваний костно-мышечной системы школьников. LAP LAMBERT Academic Publishing. Germany; 2013. 259с.

15. Sinyakina A.D., Kolomenskaya A.N., Mirskaya N.B. Vision organ diseases and their prevention in school children. XVII Summit of pediatricians of Russia. "Actual problems of pediatrics''. Moscow; 2013: 67.

16. Медведь Л.М., Мирская Н.Б., Коломенская А.Н. Взаимодействие семьи и школы по формированию здоровья учащихся на основе внедрения в учебный процесс здоровьесберегающих технологий. В кн.: Здоровьесберегающие технологии в современном образовательном процессе. – Красноярск; 2014: 108-153.

Глава 1. ПАРТНЁРСТВО СЕМЬИ И ШКОЛЫ В ФОРМИРОВАНИИ ЗДОРОВОГО ОБРАЗА ЖИЗНИ ШКОЛЬНИКОВ

Усиление профилактической направленности современного здравоохранения предусматривает формирование ответственности детей, подростков и их родителей за своё здоровье и здоровье окружающих.

Отношение к здоровью, здоровьесберегающее поведение и здоровый образ жизни (ЗОЖ) являются одним из важнейших составляющих элементов культуры общества. ЗОЖ предполагает поведение и стиль жизни, способствующие сохранению, укреплению и восстановлению здоровья. ЗОЖ связан с выбором личностью позитивного в отношении здоровья стиля жизни, что предполагает высокий уровень гигиенических знаний, гигиенической культуры отдельных групп и общества в целом [1]. Одной из составных частей ЗОЖ является воспитание культуры населения в отношении собственного здоровья.

В формировании санитарной культуры ведущая роль принадлежит комплексу мероприятий по гигиеническому воспитанию и обучению, что закреплено в законодательном порядке. Федеральный закон «О санитарно-эпидемиологическом благополучии населения» содержит специальную статью 36 «Гигиеническое воспитание и обучение». В ней определено, что с целью повышения санитарной культуры населения, профилактики заболеваний, для распространения знаний о ЗОЖ должны проводиться гигиеническое воспитание и обучение граждан. К гигиенически рациональным формам поведения относится поведение, способствующее повышению защитных свойств организма, а также поведение, направленное на борьбу с факторами риска, влияющими на здоровье.

Применительно к детям необходимо постоянно иметь в виду, что не всегда сам ребёнок может обеспечить соответствующий способ жизнедеятельности. Многое зависит от родителей, организаторов образования, педагогов. В этом смысле ребёнок пассивен, но от того, как организована его жизнедеятельность, во многом будет зависеть и его будущее поведение.

Организация детей в коллективы и их длительное пребывание в образовательных учреждениях позволяет на протяжении всего периода обучения эффективно осуществлять профилактические мероприятия, в том числе оздоровительные программы и формирование ЗОЖ [2, 3].

Важнейший методологический принцип обучения здоровью – участие родителей в решении проблемы формирования здоровья школьников [4].

В школьном сообществе, где усилиями администрации, педагогов и медицинских работников создаются благоприятные условия для реализации потребности в здоровье, к родителям учащихся предъявляются более высокие требования к осуществлению здоровьесберегающих, воспитательных и образовательных функций семьи.

С целью выявления мнений и представлений родителей школьников о формах сотрудничества семьи и школы был проведён углублённый опрос 1281 родителей учащихся четырёх общеобразовательных школ Москвы по анкете, содержащей 155 позиций, характеризующий образ жизни и менталитет семей в отношении здоровья.

Структура опросника позволяет определить ранговые места факторов, влияющих на здоровье, и оценить в аспекте здоровья образ жизни школьников.

По результатам опроса почти 100% родителей мотивированы на партнёрство семьи и школы в деятельности по укреплению и сохранению здоровья детей. Разница проявляется в том, что 70,5% из них полностью поддерживают такую точку зрения, а 29,5% родителей поддерживают, но недостаточно хорошо представляют свою роль в партнёрских отношениях семьи и школы.

Представления родителей о наиболее востребованных формах взаимодействия семьи и школы распределились следующим образом: проведение занятий для родителей по вопросам здоровья детей необходимо для 19,7% родителей; обеспечение родителей специальной литературой (памятки, брошюры, лекционный материал) – 17,8%; информирование родителей о результатах медосмотров детей – 76,5%; участие родителей в различных мероприятиях школы по оздоровлению детей – 22,4%.

Анализ открытых ответов по данному вопросу выявил в численном выражении незначительное, но очень важное пожелание родителей о необходимости проведения не формальной, а качественной диспансеризации учащихся. Наибольшее число родителей (и это закономерно) основной своей задачей считают создание в семье условий для ведения ЗОЖ – 69,8%. Меньшее число родителей показывают готовность к выполнению рекомендаций специалистов – 27,6%.

Столь низкая готовность родителей к выполнению рекомендаций медицинских работников требует приложения максимума усилий для её повышения со стороны, как педагогического коллектива школ, так и специалистов и медиков. Данный показатель вступает в противоречие с указанной высокой потребностью родителей в получении информации о результатах медицинских осмотров в школе, поскольку её получение должно мотивировать родителей к выполнению рекомендаций специалистов.

Обучение ребёнка умению заботиться о своём здоровье главной задачей считают 93,4% родителей. Роль детских дошкольных учреждений в формировании таких навыков отмечают лишь 9,9% родителей, медицинских учреждений – 12,5%. Также 20,4% родителей рассматривают школу как ту среду, в которой возможно формирование данных навыков.

Предпочтения родителей также выявлены по формам и источникам получения информации о здоровье.

Традиционные книги, журналы (41,5%), лекции и беседы специалистов (31,6%) наиболее востребованы родителями, что не исключает роли компьютерных программ (23,6%), учебных пособий (19,7%), обучения на специальных занятиях (9,9%) и использования видеоматериалов (8,6%). В целом более 80% родителей считают полезным для себя посещение специальных занятий по вопросам здоровья детей, однако 14,1% родителей не считают это необходимым и 7,1% затруднились ответить.

Большинство родителей предпочитают, чтобы такие занятия проводили врачи и специалисты. В то же время более 20% родителей считают возможным проведение таких занятий педагогами школы – преподавателями ОБЖ, педагогами предметниками [4, 5].

Литература

1. Мирская Н.Б. Гигиеническое обучение и воспитание учащихся общеобразовательных учреждений. Гигиена и санитария. М.: Медицина; 2009; 3: 78-82.
2. Мирская Н.Б. Инновационные технологии реализации концептуальной модели профилактики и коррекции нарушений и заболеваний костно-мышечной системы школьников. Автореф. дис. … докт. мед. наук. М.; 2010. 48с.
3. Мирская Н.Б. Сравнительный анализ состояния здоровья учащихся средних классов в зависимости от их образа жизни. Вопросы современной педиатрии. М.; 2008; 7; 5: 11-14.
4. Медведь Л.М., Ляхович А.В., Коломенская А.Н., Мирская Н.Б., Гутман М.Р. Взаимодействие семьи и школы в решении проблемы здоровьесбережения учащихся. Гигиена и санитария. М.: Медицина; 2012; 1: 40-44.
5. Медведь Л.М., Мирская Н.Б., Коломенская А.Н. Взаимодействие семьи и школы по формированию здоровья учащихся на основе внедрения в учебный процесс здоровьесберегающих технологий. В кн.: Здоровьесберегающие технологии в современном образовательном процессе. Красноярск; 2014. 168с.

Глава 2. РАСПРОСТРАНЁННОСТЬ НАРУШЕНИЙ И ЗАБОЛЕВАНИЙ ОРГАНА ЗРЕНИЯ ШКОЛЬНИКОВ МОСКВЫ

С целью изучения состояния ОЗ современных школьников в качестве экспериментальных площадок для исследований авторами были определены средние общеобразовательные школы (СОШ) №539, 149, 1138 ЮЗАО, САО и СВАО Москвы. Критериями отбора СОШ были: их типичность, дающая право на экстраполяцию полученных данных на другие СОШ, достаточно развитая материально-техническая база; оснащённость основными средствами, позволяющими проводить профилактические медицинские осмотры, используя стандартные методы обследования, своевременно выявлять нарушения со стороны ОЗ, проводить необходимые диагностические исследования, выявлять основные факторы риска для проведения профилактических мероприятий; укомплектованность медицинским персоналом, мотивация коллектива школьного комплекса на формирование здоровья школьников.

Авторами проанализирована первичная медицинская документация данных из учётных форм детских поликлиник и медицинских кабинетов школ. Всего было изучено 1332 выкопировочных листа учащихся младшего, среднего и старшего школьного возраста, базовых СОШ Москвы (табл. 1).

Результаты анализа медицинской документации (медицинская карта ребёнка - форма № 026/У) показали, что среди учащихся, поступивших в 1-й класс, нарушения и заболевания ОЗ выявлены у 45,5% школьников. Мальчиков среди них в 1,7 раза меньше, чем девочек (33,3% против 57,1%). На одного мальчика в среднем приходится 0,3 нарушений и заболеваний, а на одну девочку 0,6.

Рефракционные нарушения ОЗ у первоклассников были выявлены в виде миопии 1 степени (7,3%) и смешанного астигматизма 1 степени (5,5%).

Таблица 1

Распространённость нарушений и заболеваний органа зрения школьников Москвы (на 100 обследованных)

№	Показатели	**1 классы**			**2-4 классы**			**5-8 классы**			**9-11 классы**			**Всего**		
		Мальч. n = 54	Девоч. n = 96	Всего n =110	Мальч. n = 188	Девоч. n = 152	Всего n =340	Мальч. n = 274	Девоч. n = 288	Всего n =602	Мальч. n = 140	Девоч. n = 140	Всего n =280	Мальч. n = 696	Девоч. n = 636	Всего n = 1332
1.	Миопия 1 степени	3,7	10,7	7,3	9,6	10,5	10,0	14,0	19,4	16,6	25,7	15,7	20,7	14,4	15,7	15,0
2.	Миопия 2 степени	0	0	0	4,3	2,6	3,6	18,4	18,8	18,5	11,4	22,9	17,1	11,8	14,1	13,0
3.	Астигматизм смешанный 1 степени	11,1	0	5,5	6,4	3,9	5,3	17,2	14,6	15,9	12,9	22,9	17,9	12,9	12,6	12,8
4.	Конъюнктивит	18,5	35,7	27,3	17,0	17,1	17,1	7,6	11,1	9,3	0	4,2	2,1	9,5	13,2	11,3
5.	Ячмень	0	10,7	5,5	3,2	6,6	4,7	5,1	6,9	6,0	2,9	12,9	7,9	3,7	8,5	6,0
6.	Всего	33,3	57,1	45,5	40,4	40,8	40,6	62,4	70,8	66,4	52,9	78,6	65,7	52,3	64,2	58,0
7.	Без нарушений	66,7	42,9	54,5	59,6	59,2	59,4	37,6	29,2	33,6	47,1	21,4	34,3	47,7	35,8	42,0
8.	На одного обследованного	0,3	0,6	0,5	0,4	0,4	0,4	0,6	0,7	0,7	0,5	0,8	0,7	0,5	0,6	0,6

Девочек-первоклассниц с миопией 1 степени оказалось почти в 3 раза больше, чем первоклассников-мальчиков (10,7% против 3,7% соответственно), тогда как смешанный астигматизм 1 степени был выявлен только у первоклассников-мальчиков (11,1%).

Особое беспокойство вызывает высокая распространённость воспалительных заболеваний глаз, преимущественно конъюнктивита, среди учащихся начальной школы. Так в 1-х классах воспалительные заболевания глаз составили 32,8%, т.е. более 1/3 обследованных первоклассников. Из них 27,3% - конъюнктивит и 5,5% - ячмень Девочек-первоклассниц с конъюнктивитом оказалось почти в 2 раза больше, чем мальчиков (35,7% против 18,5%). Ячмень выявлен у 10,7% первоклассниц, тогда как среди мальчиков-первоклассников он выявлен не был.

Результаты осмотров 2-4 классов показали, что среди них 59,4% не имеют нарушений и заболеваний со стороны ОЗ. Это почти та же величина, что и в 1-х классах. Мальчиков без нарушений и заболеваний ОЗ в этих классах стало несколько меньше (59,6%), девочек же не имеющих нарушений и заболеваний ОЗ, наоборот увеличилось на 16% (59,2%). В связи с этим на одного мальчика стало в среднем приходиться больше нарушений и заболеваний ОЗ (с 0,3 до 0,4), а на одну девочку меньше (с 0,6 до 0,4).

По сравнению с учащимися 1-х классов во 2-4-х классах более чем в 2 раза увеличилось число мальчиков с миопией 1 степени (9,6%) и появились девочки со смешанным астигматизмом 1 степени (3,9%). Мальчиков при этом с таким нарушением рефракции уменьшилось почти в 2 раза. Кроме того, в этих классах появились школьники с миопией 2 степени (3,6%). Среди них в 1,5 раза оказалось больше мальчиков, чем девочек (4,3% против 2,6% соответственно).

Во 2-4-х классах по сравнению с 1-ми классами распространённость конъюнктивита среди девочек снизилась до 17,1%, т.е. в 2 раза, тогда как среди мальчиков она осталась почти без изменений (17% против 18,5%).

В этих классах наметилась некоторая тенденция к снижению

распространённости ячменя среди девочек (с 10,7% до 6,6%) и тенденция к росту распространённости ячменя среди мальчиков (от 0% до 3,2%) [1].

По сравнению с младшими школьниками в 5-8-х классах почти в 2 раза уменьшилось число учащихся, не имеющих нарушений и заболеваний ОЗ (с 59,2% до 33,6%). При этом среди мальчиков в 1,5 раза (с 59,6% до 37,6%), а среди девочек более чем в 2 раза (с 59,2% до 29,2%). На одного обследованного в среднем стало приходиться 0,7 нарушений и заболеваний ОЗ. На одного мальчика 0,6, а на одну девочку 0,7.

У учащихся 5-8-х классов по сравнению с младшими школьниками оказалась выше распространённость миопии 1 степени более чем в 1,5 раза (16,6%), смешанного астигматизма 1 степени почти в 3 раза (15,9%) и миопии 2 степени в 5 раз (18,5%).

В 5-8-х классах произошло снижение распространённости конъюнктивита до 9,3%, особенно среди мальчиков (с 17% до 7,6%). Распространённость же ячменя в этих классах имела некоторую тенденцию к росту, как среди мальчиков, так и среди девочек.

По сравнению со средними школьниками в 9-11 классах на 10% увеличилось число мальчиков, не имеющих нарушений и заболеваний ОЗ (47,1%). Поэтому на одного мальчика-старшеклассника стало в среднем приходиться несколько меньше нарушений и заболеваний (0,5). Однако при этом на одну девочку-старшеклассницу в среднем стало приходиться 0,8 нарушений и заболеваний.

Среди мальчиков 9-11-х классов по сравнению с мальчиками средних и особенно младших классов оказалась выше распространённость миопии 1 степени (25,7% против 14% и 9,6% соответственно). А среди девочек-старшеклассниц по сравнению с девочками средних и особенно младших классов оказалась выше распространённость смешанного астигматизма 1 степени (22,9% против 14,6% и 3,9% соответственно).

Показатели распространённости миопии 2 степени в старших классах по сравнению со средними почти не изменились (17,1%), однако девочек-старшеклассниц с миопией 2 степени оказалось в 2 раза больше чем старшеклассников-мальчиков (22,9% против 11,4%).

В 9-11-х классах распространённость конъюнктивита продолжила существенно снижаться. Так девочки-старшеклассницы с конъюнктивитом составили 4,2%, а мальчиков-старшеклассников с этим заболеванием выявлено не было.

В старших классах также продолжилась тенденция снижения распространённости ячменя среди мальчиков до 2,9%, однако, среди девочек распространённость ячменя возросла почти в 2 раза (12,9%), что по величине даже несколько превысило этот показатель среди первоклассниц (10,7%).

Таким образом, за время обучения в школе происходит достоверный рост распространённости выявленных в младших классах рефракционных нарушений ОЗ в виде миопии и смешанного астигматизма 1 степени, а также миопии 2 степени. Наиболее существенный рост миопии и смешанного астигматизма 1 степени приходится на старшие классы (20,7% и 17,9% соответственно), а миопии 2 степени на средние (18,5%). Самая высокая распространённость миопии 1 степени (25,7%) была выявлена среди мальчиков старших классов, а самая высокая распространённость смешанного астигматизма 1 степени (22,9%) и миопии 2 степени (22,9%) – среди девочек-старшеклассниц.

Выявленная среди учащихся младших классов ряда СОШ Москвы высокая распространённость воспалительных заболеваний глаз, а также наличие рефракционных нарушений ОЗ и существенный рост их распространённости с возрастом свидетельствует о необходимости оптимизации профилактики, коррекции и лечения выявленных нарушений и заболеваний ОЗ начиная с 1-х классов [2, 3, 4].

Литература

1. Синякина А.Д., Коломенская А.Н., Мирская Н.Б. Заболевания органа зрения младших школьников Москвы и их профилактика. Материалы XVII Съезда педиатров России «Актуальные проблемы педиатрии». М.; 2013. 583.
2. Sinyakina A.D., Kolomenskaya A.N., Mirskaya N.B. Vision organ diseases and their prevention in schoolchildren. XVII Summit of Pediatricians of Russia “Actual problems of Pediatrics. Moscow: 2013: 67.
3. Мирская Н.Б. Берегите ваши глаза. Профилактика воспалительных заболеваний органа зрения младших школьников. Здоровье детей. М.: Первое сентября. 2014; 2: 9-11.
4. Мирская Н.Б., Синякина А.Д., Коломенская А.Н. Профилактика и коррекция нарушений и заболеваний органа зрения современных школьников. Вопросы современной педиатрии. М.; 2014; 13; 3: 44-50.

Глава 3. ОСНОВНЫЕ ФАКТОРЫ РИСКА НАРУШЕНИЙ И ЗАБОЛЕВАНИЙ ОРГАНА ЗРЕНИЯ МЛАДШИХ ШКОЛЬНИКОВ МОСКВЫ

3.1. Образ жизни

В настоящее время актуальной медико-социальной проблемой является высокое распространение среди школьников факторов риска, которые Всемирная организация здравоохранения (ВОЗ) рассматривает как ключевые индикаторы здоровья. Особое беспокойство вызывает высокая распространённость неблагоприятных факторов риска, обусловленных образом жизни, которые формируются уже в начальной школе. Факторы риска, обусловленные образом жизни, являются управляемыми. В связи с этим важным направлением профилактики заболеваний среди учащихся является формирование у детей и подростков стереотипов ЗОЖ, тогда как дефицит знаний у обучающихся по вопросам ЗОЖ способствует распространению факторов риска, провоцирующих возникновение функциональных расстройств, неинфекционных и инфекционных заболеваний [1]. Установлено, что наличие 2-х и более факторов риска, обусловленных образом жизни, повышает риск формирования функциональных отклонений глаза и его придаточного аппарата в 3,5 раза уже в младшем школьном возрасте [2].

Важным показателем сформированности ЗОЖ является распространённость основных факторов риска нарушения здоровья среди школьников. Этот показатель позволяет оценить существующую ситуацию для определения направлений и объёма профилактических мероприятий.

С целью изучение образа жизни и выявления поведенческих факторов риска, негативно влияющих на орган зрения младших школьников ряда общеобразовательных школ Москвы, авторами была разработана анкета для их родителей. Методом сплошного опроса было проанкетировано 384 родителя ранее обследованных школьников.

Особенности образа жизни и поведенческие зрительные факторы риска оценивались по следующим позициям: имеются ли в режиме дня ребёнка прогулки на свежем воздухе, в том числе в светлое время суток; какова продолжительность этих прогулок в течение дня и кратность в течение недели; сколько времени ребёнок тратит на приготовление домашних заданий; занимается ли ребёнок за компьютером, смотрит ли он телевизор и какова продолжительность этих занятий и просмотров; умеет ли ребёнок контролировать правильность своей посадки и делает ли он это, сидя за рабочим столом, компьютером, во время просмотра телепередач; соблюдает ли ребёнок требования к освещённости рабочего места при зрительной работе и во время просмотра телепередач; имеются ли у ребёнка привычки читать лёжа, в транспорте и как часто он это делает (всего 13 вопросов и 53 варианта ответов).

Таблица 1

Наличие в режиме дня младших школьников Москвы прогулок на свежем воздухе, в том числе в светлое время суток и частота их проведения (распространённость на 100 опрошенных)

№	Показатели	1 классы n = 82	2 классы n = 100	3 классы n = 106	4 классы n = 96	Всего n = 384
1.	Наличие прогулок на свежем воздухе в					
	режиме дня:					
	да	100,0	100,0	98,2	100,0	99,4
	нет	0	0	1,8	0	0,6
2.	Частота прогулок:					
	каждый день	61,0	52,0	60,4	41,7	53,6
	через день	19,5	16,0	20,8	33,3	22,4
	1-2 раза в неделю	19,5	32,0	17,0	25,0	23,4
3.	Наличие прогулок на свежем воздухе в светлое время суток:					
	да	97,6	100,0	98,1	100,0	98,8
	нет	2,4	0	1,9	0	1,2
4.	Частота прогулок в светлое время суток:					
	каждый день	58,5	46,0	52,8	37,5	48,4
	через день	17,1	18,0	26,4	29,2	22,8
	1-2 раза в неделю	22,0	36,0	18,9	33,3	27,6

Результаты анкетного опроса родителей, представленные в табл. 1 показали, что необходимые для сохранения хорошего зрения, а также предупреждения воспалительных заболеваний глаз прогулки на свежем воздухе, особенно в светлое время суток присутствуют в режиме дня большинства младших школьников Москвы (99,4 и 98,8% соответственно). Однако ежедневно гуляют на свежем воздухе, в том числе в светлое время суток 53,6 и 48,4% учащихся, т.е. около половины. Мальчиков среди них несколько больше, чем девочек (61,3 против 44,2% и 53,8 против 41,9% соответственно).

Ежедневное присутствие в режиме дня прогулок на свежем воздухе, в том числе в светлое время суток от 1-го класса к 4-му уменьшается с 61 до 41,7% и с 58,5 до 37,5%. Эта тенденция отмечается как среди мальчиков, так и среди девочек.

Существующую норму для этого возраста продолжительности ежедневного пребывания на свежем воздухе, составляющую 1,5-2 часа, соблюдают всего 32,8% учащихся. Большинством среди них оказались школьники 4-х классов (43,8%), а меньшинством первоклассники (17,1%).

Более чем у половины младших школьников (57,2%) время ежедневного приготовления домашних заданий превышает гигиенические требования, которые должны составлять для 1-2-х классов не более 1 часа и для 3-4-х классов не более 2-х часов. Причём 16,1% из них затрачивают на это 3 часа и более.

Особое беспокойство вызывает тот факт, что с возрастом, уже к 3-му классу таких школьников становится большинство. Так, если среди первоклассников на приготовление домашних заданий тратят 2 часа 14,6% учащихся, а 3 часа и более отсутствуют, то уже в 3-м классе их становится 60,4 и 36,4% соответственно, что в сумме составляет 96,8%.

Как следует из данных представленных в таблице 2, более чем 2/3 младших школьников (75,5%) ежедневно занимаются за компьютером. Число таких школьников увеличивается с 65,9% в 1-х классах до 89,6% в 4-х. Более чем у 1/3 из них (39,5%) продолжительность занятий за компьютером превышает гигиеническую норму, которая для этого возраста должна составлять ежедневно не более 45 минут. Выявлена возрастная динамика роста этого показателя. Так, если в 1-х классах эту норму превышают 24,4% учащихся, то в 4-х классах 60,4%, причём 20,8% из них ежедневно проводят за компьютером 2 часа и более. Ежедневно 94,3% младших школьников смотрят телепередачи. Больше положенного времени на просмотр тратят почти 45% учащихся. Среди них 2 часа ежедневно сидят у телевизора 30,7%, а 3 часа и более 14,1%. Возрастных различий по этому показателю выявлено не было.

Таблица 2

Наличие и частота проведения ежедневных занятий на компьютере и просмотров телепередач в режиме дня младших школьников Москвы (распространённость на 100 опрошенных)

№	Показатели	1 классы n = 82	2 классы n = 100	3 классы n = 106	4 классы n = 96	Всего n = 384
1.	Наличие ежедневных занятий на компьютере:					
	да	65,9	70,0	75,4	89,6	75,5
	нет	34,1	30,0	24,6	10,4	24,5
2.	Частота проведения ежедневных занятий на компьютере:					
	15 минут	12,2	8,0	11,3	6,3	9,4
	30 минут	29,3	32,0	22,6	22,9	26,6
	1 час (60 минут)	24,4	22,0	28,3	39,6	28,6
	2 часа и более	0	8,0	13,2	20,8	10,9
3.	Наличие ежедневных просмотров телепередач:					
	да	92,7	90,0	98,1	95,9	94,3
	нет	7,3	10,0	1,9	4,1	5,7
4.	Частота ежедневных просмотров телепередач:					
	30 минут	19,5	18,0	20,8	10,4	17,2
	1 час (60 минут)	22,0	24,0	41,5	39,6	32,3
	2 часа	36,6	34,0	26,4	27,1	30,7
	3 часа и более	14,6	14,0	9,4	18,8	14,1

На вопрос касающийся соблюдения младшими школьниками правильной посадки во время занятий за рабочим столом, компьютером, а также при просмотре телепередач положительный ответ дали 58,9%; 63% и 59,3% родителей соответственно. Однако постоянно следят за своей посадкой за рабочим столом всего 9,4% учащихся, за компьютером 15,6%, при просмотре телепередач 20,8%. Таким образом, среди постоянно следящих за своей посадкой оказалось больше тех, кто сидит у телевизора, чем за компьютером и рабочим столом.

Таблица 3

Наличие и частота соблюдения правильной посадки за рабочим столом, компьютером и при просмотре телепередач младшими школьниками Москвы (распространённость на 100 опрошенных)

№	Показатели	1 классы n = 82	2 классы n = 100	3 классы n = 106	4 классы n = 96	Всего n = 384
1.	Наличие правильной посадки за рабочим столом:					
	да	41,4	62,0	69,8	59,4	58,9
	нет	53,6	34,0	18,9	31,2	33,3
	не знаю	4,9	4,0	11.3	10.4	7,8
2.	Частота соблюдения правильной посадки за рабочим столом:					
	постоянно	14,6	10,0	11,3	2,1	9,4
	иногда	26,8	52,0	58,5	56,9	49,5
3.	Наличие правильной посадки при занятиях на компьютере:					
	да	68,3	66,0	52,3	56,3	63,0
	нет	12,2	24,0	24,5	37,5	25,0
	не знаю	19,5	10,0	13,2	6,3	12,0
4.	Частота соблюдения правильной посадки на занятиях за компьютером:					
	постоянно	17,1	22,0	20,8	20,1	15,6
	иногда	51,2	44,0	41,5	54,2	47,4
5.	Наличие правильной посадки при просмотре телепередач:					
	да	56,1	60,0	62,3	58,4	59,3
	нет	29,3	36,0	30,2	35,4	32,8
	не знаю	14,6	4,0	7,5	4,2	7,8
6.	Частота соблюдения правильной посадки при просмотре телепередач:					
	постоянно	31,7	24,0	15,1	14,6	20,8
	иногда	24,4	36,0	47,2	43,8	38,5

Следует обратить внимание на тот факт, что с возрастом становится больше учащихся, которые не следят за своей посадкой при занятиях на компьютере. Их оказалось в 3 раза больше в 4-х классах (37,5%), чем первоклассников (12,2%). Кроме того, не знают о состоянии посадки своих детей за рабочим столом, телевизором и компьютером от 8 до 12% родителей.

Наиболее низкая их информированность о посадке ребёнка за рабочим столом была выявлена в 3-х классах (11,3%), а за компьютером и телевизором в 1-х (19,5 и 14,6% соответственно) (табл. 3).

Среди младших школьников требования к правильной освещённости своего рабочего места при учебных занятиях постоянно соблюдают почти 68% учащихся, а при просмотре телепередач около 21%, что в 3 раза меньше.

Изучение таких факторов, как «чтение лёжа» и «в транспорте» показало, что постоянное наличие этих вредных привычек среди младших школьников минимально (2 и 0,5% соответственно). Однако значительно больше оказалось учащихся, предпочитающих эти способы чтения «иногда» (45,8 и 9,9%). Причём число таких школьников увеличивается с возрастом от 1-х классов к 3-м и 4-м. Среди читающих «иногда лёжа» от 24,4 до 58,5%, среди читающих «иногда в транспорте» от 4,9 до 16%.

Таким образом, результаты проведённых исследований показали, что образ жизни младших школьников Москвы имеет существенные недостатки в виде поведенческих факторов риска негативно влияющих на их орган зрения (табл. 4), что требует устранения этих факторов методами гигиенического воспитания и формирования ЗОЖ у школьников, начиная с 1-х классов

Таблица 4

Поведенческие факторы риска младших школьников Москвы негативно влияющие на их орган зрения

№	Факторы риска	Распространённость на 100 опрошенных
1.	Отсутствие в режиме дня ежедневных:	
	прогулок на свежем воздухе	46,4
	прогулок на свежем воздухе в светлое время суток	51,6
2.	Недостаточное по времени ежедневное пребывание на свежем воздухе	66,2
3.	Проведение больше положенного времени ежедневно:	
	за домашними уроками	57,2
	у телевизора	44,8
	за компьютером	39,5
4.	Не соблюдение правильной посадки:	
	за рабочим столом	33,0
	при просмотре телепередач	32,8
	за компьютером	25,0
5.	Не соблюдение требований к освещённости при просмотре телепередач	40,6
6.	Чтение иногда:	
	лёжа	45,8
	в транспорте	9,9

Литература

1. Мирская Н.Б., Синякина А.Д., Коломенская А.Д. Формирование здорового образа жизни младших школьников Москвы как необходимое условие профилактики нарушений и заболеваний их органа зрения. Профилактическая медицина. М.; 2014; 17; 2: 60-61.
2. Кучма В.Р., Сухарева Л.М., Степанова М.И. Гигиенические проблемы школьных инноваций. М.: НЦЗД РАМН; 2009. 240с.

3.2. Двигательная активность

Многочисленными исследованиями давно доказано, что физические нагрузки и двигательная активность улучшают функционирование практически всех органов и систем организма, включая и орган зрения (ОЗ). Это происходит вследствие улучшения обмена веществ, усиления вентиляции лёгких, кровоснабжения мозга и других органов. Существуют возрастные гигиенические нормы суточной двигательной активности для детей и подростков [1].

Одним из последствий эволюции и научно-технического прогресса стало снижение физической активности человека. Это отразилось и на современных учащихся общеобразовательных учреждений. Так при поступлении ребёнка в школу объём его суточной двигательной активности сокращается по сравнению с тем, что было в дошкольные годы, не менее чем на 50%. Произвольная двигательная активность (ходьба, бег, игры) у младших школьников занимает всего 18-19% от суточной потребности их движения. До 80-82% дневного времени большинство учащихся находится в статическом положении внутри помещения.

Основной формой физического воспитания учащихся общеобразовательных учреждений продолжают оставаться уроки физкультуры, компенсирующие ежедневный дефицит двигательной активности лишь на 10-15%. Существующая программа физического воспитания в школе, даже при наличии 3-го урока физкультуры не обеспечивает гармоничного физического развития и не компенсирует гипокинезии, которой страдает большинство детей школьного возраста [2, 3, 4, 5].

Гипокинезия обозначает ограничение объёма двигательной активности, связанное с перемещением тела в пространстве, обусловленное образом жизни. Дефицит движения или гипокинезия, вызывает многообразные морфологические и функциональные изменения организма. Комплекс таких изменений относится к предпатологическим и патологическим состояниям. [6].

Результаты клинико-эпидемиологических исследований свидетельствуют о том, что недостаток двигательной активности у современных школьников является одним из факторов риска предпатологических и патологических состояний их ОЗ [7, 8].

Выявленная авторами высокая распространенность функциональных нарушений и начальных форм заболеваний ОЗ (47%) у младших школьников ряда общеобразовательных школ Москвы явилась предпосылкой изучения их двигательной активности [9].

С целью изучения двигательной активности младших школьников авторами была разработана анкета для их родителей. Методом сплошного опроса было проанкетировано 384 родителя.

Особенности двигательной активности учащихся оценивались по следующим позициям: делает ли ребёнок утреннюю зарядку, включены ли в комплекс утренней зарядки специальные упражнения для глаз; посещает ли ребёнок уроки физкультуры в школе, спортивные секции, танцевальный кружок, занятия по лечебной физкультуре (ЛФК) с целью улучшить зрение; выполняет ли ребёнок упражнения, рекомендованные врачом при нарушениях зрения самостоятельно; занимается ли ребёнок самостоятельно спортом; использует ли ребёнок в перерывах между учебными занятиями дома физкультминутки, включены ли в комплекс этих физкультминуток специальные упражнения для глаз; делает ли ребёнок специальные упражнения для глаз во время занятий на компьютере и просмотра телевизионных передач, а также каковы частота и кратность указанных занятий (всего 9 вопросов и 34 варианта ответов).

Результаты анкетного опроса родителей, представленные в табл. 1, показали, что основным видом двигательной активности младших школьников, как среди мальчиков (97,2%), так и среди девочек (96,5%) являются уроки физкультуры в школе. Оказалось, что среди них 12,5% учащихся посещают уроки физкультуры 2 раза в неделю. Далее по распространённости следует утренняя зарядка, которой занимаются 50% младших школьников. Среди них в 1-х и 2-х классах в 1,6 раза больше девочек, чем мальчиков (70 против 42,8% и 64 против 40,0% соответственно). В 3-х и 4-х классах число девочек делающих по утрам зарядку уменьшается до 42,2 и 49,9% и девочек становится почти столько же, сколько и мальчиков.

Таблица 1

Виды двигательной активности младших школьников Москвы (распространённость на 100 опрошенных)

№	Показатели	1 классы n=82	2 классы n=100	3 классы n=106	4 классы n=96	Всего n=384
1	Уроки физкультуры в школе	97,6	94,0	96,3	100,0	96,9
2	Утренняя зарядка	56,1	52,0	45,2	48,0	50,0
3	Физкультминутки	53,7	38,0	39,6	33,3	40,6
4	Занятия в спортивной секции	31,7	42,0	30,2	33,3	34,4
5	Занятия спортивными танцами	34,1	30,0	17,0	16,7	24,0
6	Занятия спортом самостоятельно	7,3	6,0	13,2	12,5	9,9

Однако проведение утренней зарядки каждый день составило всего лишь 7,8%, большая же часть учащихся (31,3%) делает её очень редко (табл. 2).

Таблица 2

Наличие в двигательном режиме младших школьников Москвы утренней зарядки и частота её проведения (распространённость на 100 опрошенных)

№	Показатели	1 классы n=82	2 классы n=100	3 классы n=106	4 классы n=96	Всего n=384
1	Наличие утренней зарядки					
	да	56,1	52,0	45,2	48,0	50,0
	нет	43,9	48,0	54,7	52,1	50,0
2	Частота проведения утренней зарядки:					
	каждый день	14,6	4,0	7,5	6,3	7,8
	через день	4,9	6,0	1,9	2,1	3,6
	2 раза в неделю	7,3	6,0	9,4	6,3	7,3
	очень редко	29,3	36,0	26,4	33,3	31,3

При этом только 5,2% младших школьников во время утренней зарядки выполняют специальные упражнения для глаз. Из них 0,5% постоянно и 4,7% иногда (табл. 3).

Таблица 3

Включение в утреннюю зарядку младших школьников Москвы специальных упражнений для глаз и частота их выполнения (распространённость на 100 опрошенных)

№	Показатели	1 классы n=82	2 классы n=100	3 классы n=106	4 классы n=96	Всего n=384
1	Включение специальных упражнений для глаз в утреннюю зарядку:					
	да	4,9	4,0	11,3	2,1	5,2
	нет	85,4	96,0	86,8	89,6	89,6
	не знаю о таких упражнениях	9,8	0	1,9	8,3	4,7
2	Частота выполнения:					
	постоянно	0	2,0	0	0	0,5
	иногда	4,9	2,0	11,3	2,1	4,7

Таблица 4

Наличие в двигательном режиме младших школьников Москвы домашних физкультминуток и частота их выполнения (распространённость на 100 опрошенных)

№	Показатели	1 классы n=82	2 классы n=100	3 классы n=106	4 классы n=96	Всего n=384
1	Наличие в двигательном режиме домашних физкультминуток					
	да	53,7	38,0	39,6	33,3	40,6
	нет	39,0	56,0	54,7	58,3	52,6
	не знаю	7,3	2,0	5,7	8,3	5,7
2	Частота проведения домашних физкультминуток:					
	постоянно	17,1	16,0	11,3	10,4	13,5
	иногда	36,6	22,0	28,3	22,9	27,1

На 3-м месте среди представленных видов двигательной активности оказались физкультминутки, которые используют для кратковременного отдыха, в том числе от зрительных нагрузок, во время учебных занятий дома 40,6% учащихся. Среди них в 1-х и 2-х классах в 1,5 раза больше девочек (65 и 48% соответственно) а в 3-х классах в 2 раза больше мальчиков (50%).

С возрастом, от 1-го класса к 4-му, число детей, делающих физкультминутки уменьшается с 53,7 до 33,3%. Кроме того, постоянное проведение физкультминуток составляет всего лишь 13,5% (табл. 4).

Специальные упражнения для глаз включают в комплексы своих физкультминуток только 11,5% школьников, причём постоянно лишь 2,1%, а иногда 9,4% (табл. 5).

Таблица 5

Включение в домашние физкультминутки младших школьников Москвы специальных упражнений для глаз и частота их выполнения (распространённость на 100 опрошенных)

№	Показатели	1 классы n=82	2 классы n=100	3 классы n=106	4 классы n=96	Всего n=384
1	Включение специальных упражнений для глаз в домашние физкультминутки					
	да	9,7	8,0	11,3	16,7	11,5
	нет	87,8	84,0	84,9	77,1	83,3
	не знаю о таких упражнениях	2,4	8,0	3,8	6,3	5,2
2	Частота выполнения:					
	постоянно	2,4	2,0	1,9	2,1	2,1
	иногда	7,3	6,0	9,4	14,6	9,4

В спортивных секциях занимаются 34,4% учащихся. Среди них более чем в 2 раза больше мальчиков, чем девочек (46,2 против 19,8% соответственно). И такое соотношение сохраняется во всех классах.

Занятия спортивными бальными танцами посещают 24% младших школьников. Этим занятиям в большей степени отдают предпочтение девочки 1-х и 2-х классов (40 и 36% соответственно). Однако с возрастом от 1-го класса к 4-му число учащихся, занимающихся спортивными танцами, уменьшается от 34,1 до 16,7%, т.е. в 2 раза.

Из всех представленных видов двигательной активности наименьшую распространённость имеют занятия спортом самостоятельно (9,9%). В 1-х классах эти занятия предпочитают одни девочки (15%), а в 4-х классах почти одни мальчики (19,5%).

Всего лишь 7,3% младших школьников делают специальные упражнения для глаз во время занятий на компьютере и просмотре телепередач. Причём только 1% их делает постоянно, а 6,3% иногда (табл. 6).

Таблица 6

Проведение специальных упражнений для глаз при работе за компьютером и просмотре телепередач младшими школьниками Москвы и частота их выполнения (распространённость на 100 опрошенных)

№	Показатели	1 классы n=82	2 классы n=100	3 классы n=106	4 классы n=96	Всего n=384
1	Проведение специальных упражнений для глаз при работе за компьютером и просмотре телепередач:					
	да	7,3	4,0	11,3	6,3	7,3
	нет	87,8	92,0	86,8	91,7	89,6
	не знаю о таких упражнениях	4,9	4,0	1,9	2,1	3,1
2	Частота выполнения:					
	постоянно	2,4	0	1,9	0	1,0
	иногда	4,9	4,0	9,4	6,3	6,3

Оказалось, что от 3 до 5% родителей младших школьников не информированы о существовании специальных упражнений для глаз в зависимости от различных видов зрительной деятельности (табл. 3, 5, 6).

Среди учащихся, имеющих нарушения и заболевания со стороны ОЗ, подавляющее большинство не посещают специальные занятия по ЛФК (95,3%) и не выполняют рекомендованные врачом корригирующие упражнения для глаз самостоятельно (88%).

Таким образом, результаты проведённых исследований показали, что двигательная активность младших школьников Москвы имеет существенные недостатки, негативно влияющие как на состояние их ОЗ, так и здоровье в целом и нуждается в оптимизации [10].

В связи с этим, двигательная активности учащихся, главным образом не занимающихся в спортивных секциях, с точки зрения авторов, должна включать в себя повышение физической нагрузки за счёт использования в режиме дня так называемых малых форм физического воспитания. Это проведение утренней зарядки, подвижных игр, прогулок и физкультминуток, как в условиях школьного обучения, так и во внеурочное время [11, 12, 3, 14].

Проведение утренней зарядки, подвижных игр и физкультминуток на уроках и переменах является эффективным способом профилактики негативных последствий зрительных нагрузок [7, 15].

Правильное место физкультминутки на уроке может определить только сам учитель. Важно, чтобы при планировании урока он чётко представлял вид и степень утомления учащихся в течение его проведения.

Содержание и структура урока диктует не только время проведения, но и вид физкультминутки. Важное место в уроке занимают физкультминутки для глаз, комплексы упражнений для которых разрабатываются с учётом определённых видов зрительной деятельности. Назначение этих упражнений – включить в динамическую работу глазные мышцы, бездеятельные при выполнении данной операции, и, наоборот расслабить глазные мышцы, на которые падает основная нагрузка [8, 15, 16, 17, 18, 19]. В процессе расслабления глазных мышц улучшается кровообращение, восстанавливаются функциональные свойства сетчатки глаза, повышается острота зрения и другие зрительные функции [7, 15, 16, 17, 20].

Как и любой другой вид гимнастики, упражнения для глаз могут принести пользу только при условии их правильного и систематического применения [8, 15, 16, 20].

Организация на базе школы занятий ЛФК делают их удобными и доступными для школьников с выявленными нарушениями ОЗ, что является положительной мотивацией для занятий по предлагаемым комплексам упражнений. [21].

Кроме занятий ЛФК в школе необходимо применять домашние задания с предварительным их разучиванием на занятиях и последующей проверкой выполнения. Метод домашних заданий как связующий элемент ЛФК на занятиях в школе и семье позволяет повысить качество выполнения ребёнком упражнений для глаз, предупредить возникновение, приостановить и исправить уже имеющиеся нарушения со стороны ОЗ.

Благотворно влиять на состояние глаз при различных оптических нарушениях и способствовать их стабилизации могут занятия спортом, но они же могут оказать и весьма неблагоприятное воздействие на ОЗ и привести к осложнениям. Всё зависит от степени нарушения, а также от специфики избранного вида спорта и дозировки спортивных нагрузок [5].

С учётом результатов проведённых исследований нами сформированы комплексы упражнений для глаз, с целью ежедневного их выполнения во время утренней зарядки и физкультминуток в школе и дома [12, 13, 14].

Проведение зарядки и физкультминуток входит в обязанность учителя и является одним из компонентов их деятельности по здоровье сбережению школьников. В рамках реализации программы двигательной активности школьника, совместно с педагогическим коллективом базовой СОШ №539 ЮЗАО Москвы в качестве современной информационной технологии нами было предложено создание фильмотеки зарядок и физкультминуток для ежедневного использования на уроках, посредством трансляции в классе на экране с помощью видео средств [22].

С помощью данной технологии становится возможным:

1. Обеспечить многообразие коротких комплексов упражнений для предоставления возможности их варьирования.
2. Использовать различные упражнения, направленные на все группы мышц, включая глазные, испытывающие основную, в том числе и зрительную нагрузку, на занятиях в классе, с тем, чтобы они выполнялись в течение дня и недели.
3. Каждый комплекс сделать привлекательным для детей и удобным для учителя.
4. Использовать упражнения в домашних условиях благодаря размещению отдельных комплексов на сайте школы.
5. Обеспечить учителей удобным инструментом для проведения зарядок и физкультминуток на уроках, что решает задачу оптимизации труда педагога.
6. Активно использовать фильмотеки педагогами, особенно младших классов.
7. Повышать мотивацию учащихся и осознанность своих действий при выполнении упражнений.
8. Хорошо осваивать тот или иной комплекс большим числом детей.
9. Информировать родителей о том, как их дети включаются в работу по выполнению упражнений.

Литература

1. Сухарев А.Г. Гигиенические принципы нормирования двигательной активности: Автореф. дис. … докт. мед. наук. М.; 1972.
2. Сухарева Л.М., Рапопорт И.К., Звездина И.В. и др. Состояние здоровья и физическая активность современных подростков. Гигиена и санитария. М.: Медицина; 2002; 3: 52-55.
3. Поляков С.Д. Формирование здоровья детей средствами лечебной

физкультуры и спорта. Права ребёнка. М.; 2003; 1: 42-43.

4. Брязгунов И.П. О пользе физической активности. Здоровье детей. М.: Первое сентября; 2004; 3: 10-12.

5. Авдеева Т.Г., Виноградова Л.В. Введение в детскую спортивную медицину. М.: ГЭОТАР - Медиа; 2009.

6. Виноградова Л.В. Влияние различных видов двигательной активности на состояние здоровья и морфофункциональные особенности учащихся первых классов г. Смоленска: Автореф. дисс. … канд. мед. наук. Смоленск; 2004.

7. Базарный В.Ф. Зрение у детей. Новосибирск: Наука; 1991.

8. Рапопорт И.К., Цамерян А.П. Диагностика, профилактика и оздоровление учащихся с рефракционными нарушениями и заболеваниями глаз. Школа здоровья. М.; 2012; 1: 41-51.

9. Синякина А.Д., Коломенская А.Н., Мирская Н.Б. Заболевания органа зрения младших школьников Москвы и их профилактика. Сб. матер. XVII Съезда педиатров России «Актуальные проблемы педиатрии». М.; 2013: 583.

10. Мирская Н.Б., Синякина А.Д., Коломенская А.Н. Оптимзация двигательной активности младших школьников Москвы, как необходимое условие профилактики и коррекции нарушений и заболеваний их органа зрения. Матер. IV Всерос. Конгресса по школьной и университетской медицине с межд. участ. «Охрана здоровья и безопасность жизнедеятельности детей и подростков. Актуальные проблемы, тактика и стратегия действий». С-Петербург; 2014. 211-213; 415.

11. Мирская Н.Б. Горелки, пятнашки и другие подвижные игры. Директор школы. М.: Сентябрь; 2007; 5: 104-108.

12. Мирская Н.Б. ред. Целебная сила движений. Физкультминутки и подвижные игры в школе. М.: Чистые пруды; 2006. 24с.

13. Мирская Н.Б., Коломенская А.Н., Синякина А.Д. Моргайте чаще. Здоровье детей. М.: Первое сентября; 2012; 9: 20-22.
14. Мирская Н.Б., Коломенская А.Н., Синякина А.Д. Смотри сюда, смотри туда: тренировочные упражнения для глаз. Здоровье детей. М.: Первое сентября; 2013; 1: 24-26.
15. Шальгинова В.И. Профилактика нарушений зрения у младших школьников средствами физкультурно-оздоровительной деятельности. Автореф. дисс. … канд. пед. наук. Омск; 2000.
16. Бейтс У.Г., Корбетт М.Д. Улучшение зрения без очков. 1968.
17. Демирчоглян Г.Г. Компьютер и здоровье: факторы риска и системы оздоровления. М.: Советский спорт; 1995.
18. Санитарные правила (СП 2.4.2. 782-99). Гигиенические требования к условиям обучения школьников в различных видах современных общеобразовательных учреждений. М., 1997.
19. Куинджи Н.Н. Валеология: Пути формирования здоровья школьников. М.: Аспект Пресс; 2000.
20. Марчук С.А. Профилактика нарушений зрения студентов педагогических вузов средствами оздоровительно-коррекционной гимнастики. Автореф. дисс. … канд. пед. наук. Екатринбург; 2004.
21. Мирская Н.Б., Коломенская А.Н., Синякина А.Д. Глазки закрываем – глазки открываем: Час ЛФК. Здоровье детей. М.: Первое сентября; 2013; 9: 19-21.
22. Макарова М.Н., Чайнова В.Н., Мирская Н.Б. Смотри и выполняй. Фильмотека зарядок и физкультминуток. Здоровье детей. М.: Первое сентября; 2013; 7: 14-16.

3.3. Питание

Для полноценного развития и функционирования детского организма необходимо рациональное питание, при разработке которого нужно помнить, что детский организм находится в периоде интенсивного роста и развития.

Поэтому обязательно должны соблюдаться следующие основные принципы рационального питания:

1. Пища должна обеспечивать потребности организма в основных пищевых веществах: белках, жирах, углеводах, витаминах и минеральных веществах.

2. Калорийность пищи должна соответствовать энерготратам организма, которые зависят от возраста, пола, характера учебной и трудовой деятельности.

3. Режим питания должен включать:

- приём пищи в одни и те же часы
- кратность приёмов пищи
- соблюдение определённых интервалов между приёмами пищи
- количественное и качественное распределение пищи в течение дня.

Рациональный режим питания строится с учётом суточного ритма работы органов пищеварения, ибо пищеварение подчиняется тем же законам ритмичности, что и весь организм [1, 2].

Исходя из известного изречения: «Если отец болезни неизвестен, то мать болезни – питание», данное направление в профилактике и коррекции нарушений и заболеваний органа зрения (ОЗ) признано как одно из ведущих.

В целом принципиальные положения, касающиеся питания при заболеваниях глаз и расстройствах зрения мало отличаются от общих рекомендаций по рациональной организации питания. Тем не менее, в проведённых исследованиях авторами был сделан акцент на изучение одного из основных факторов оптимального питания, которым является поступление в организм достаточного количества витаминов и микроэлементов.

С целью изучения особенностей питания учащихся начальной школы авторами была разработана анкета для их родителей (всего 10 вопросов и 52 варианта ответов).

Вопросы анкеты касались наименований и частоты потребления младшими школьниками продуктов, являющихся источниками основных витаминов и микроэлементов, необходимых для ОЗ. Для разработки данных вопросов была использована краткая характеристика этих витаминов и микроэлементов представленная в табл. 1 [3, 4].

Таблица 1

Краткая характеристика основных витаминов и микроэлементов, необходимых для функционирования органа зрения

Название витамина	Зрительные и общие симптомы при недостаточности в организме витамина, микроэлемента	Основные продукты питания
Витамин А	Нарушение остроты зрения, повышение заболеваемости глаз воспалительного характера. Ослабление зрения в ночных и сумеречных условиях (куриная слепота)	Печень, желток куриного яйца, молоко, сливки, сливочное масло, рыбий жир, сыры, морковь, облепиха, шиповник, зеленый лук, петрушка, щавель, листья салата, абрикосы, плоды рябины
Витамин В1	Снижение умственной, физической и зрительной работоспособности. Повышение нервозности	Мясо, птица, печень, почки, ржаной (чёрный) хлеб, дрожжи, картофель, стручковые (зелёные горошек, фасоль), все виды овощей
Витамин В2	Ухудшение зрения в сумеречных условиях, чувство жжения в глазах и веках, разрыв мелких сосудов глаз	Яблоки, дрожжи, все виды зерновых (гречка, рис, овёс, перловка, и др.), молоко, сыры, творог, яйца, орехи, мясо, печень, птица
Витамин В6	Напряжение и быстрое утомление глаз; возможно подергивание глаз	Дрожжи, молоко, печень, белокочанная капуста, зерновые, желток куриного яйца, рыба всех видов, почки, мясо, птица
Витамин В12	Повышенная утомляемость глаз, периодическое слезотечение, ухудшение кровоснабжения глаз («тусклые глаза»)	Желток куриного яйца, молоко, творог, сыры, мясо, птица, печень, рыба.Особенно усвоению витамина способствует свекла
Витамин С	Кровоизлияния в глазах, снижение тонуса глазных мышц, быстрая утомляемость глаз	Плоды шиповника, рябины, сладкий красный перец, щавель, морковь, помидоры, картофель (особенно осенью), свежая белокочанная капуста, черная смородина, яблоки
Калий	Снижение остроты зрения и зрительной работоспособности. Быстрое утомление глаз. Преждевременное старение глаз.	Мясо, птица, рыба, молоко, злаки, петрушка, картофель.

Отдельный блок вопросов анкеты касался информированности родителей о наличии у их детей тех или иных нарушений и заболеваний со стороны ОЗ, о потребности родителей в дополнительных знаниях по данной проблеме, а также об источниках получения этих знаний (3 вопроса и 9 вариантов ответов).

Результаты анкетного опроса 394 родителей показали, что большинство учащихся младшего школьного возраста употребляет цельное молоко и молочные продукты. Среди них пьют молоко и сливки 90,6%, едят мягкие, твердые и плавленые сыры 87%, употребляют сливочное масло 75% и творог 65,6%. Самые высокие показатели их потребления были отмечены среди первоклассников – молока, сливок, сыров и сливочного масла девочками в 100% случаев, а также молока и сливок мальчиками в 95,2% случаев. Самые низкие показатели потребления таких молочных продуктов как сливочное масло (58,8%) и творог (45,5%) были выявлены среди мальчиков 3-х и девочек 4-х классов соответственно. Оказалось, что в рационе питания 6% мальчиков 3-х классов молоко и молочные продукты вообще отсутствуют.

Среди наиболее употребляемых других продуктов животного происхождения учащимися младших классов оказались птица (куры, индейка) – 95,3%, куриные яйца – 92,2% и мясо (говядина, свинина, баранина) – 90,1%. Далее по мере убывания следуют рыба – 73,4% и с большим отрывом – печень – 37%. Наименее употребляемыми оказались почки – 2,6%.

Такие пищевые добавки животного происхождения как дрожжи и рыбий жир, также имели низкую распространённость потребления (11,5% и 3,6% соответственно).

Младших школьников, не употребляющих указанные продукты, выявлено не было, однако 11,5% (9,4% мальчиков и 14% девочек) употребляют эти продукты иногда. Кроме того, от 1-го класса к 4-му отмечается тенденция к уменьшению потребления школьниками яиц и рыбы девочками.

Из продуктов необходимых для ОЗ растительного происхождения, употребляемых младшими школьниками наибольшую распространённость в рационе их питания имеют все виды зерновых – 99,5%, на 2-м месте орехи – 63,5%, далее ржаной (чёрный) хлеб – 59,4% и стручковые (зелёный горошек, фасоль) – 53,6%.

Учащихся, не употребляющих указанные продукты, выявлено не было, однако почти 20% употребляют эти продукты иногда. Среди них 25,6% девочек, что в 1,7 раза больше, чем мальчиков – 15%.

Достаточно высока, оказалась распространённость потребления школьниками овощей, необходимых для формирования и остроты зрения. Среди них наибольшую распространённость имеют картофель – 96,4% и морковь – 90,6%. Далее следуют помидоры – 78,1% и белокочанная капуста – 76,6%, свёкла – 64,6% и листья салата – 56,2%. Сладкий красный перец и зелёный лук потребляют чуть больше половины учащихся (по 51,0% соответственно).

Меньше всего среди необходимых для ОЗ овощей школьники употребляют петрушку – 43,7% и щавель 30,2%. Среди них оказалось больше девочек, чем мальчиков (40,7% против 21,7% соответственно).

Помимо овощей учащиеся начальной школы употребляют фрукты и ягоды, необходимые для ОЗ, хотя и в меньшем количестве, за исключением яблок (99,5%).

Помимо яблок в рационе питания ряда младших школьников присутствуют чёрная смородина – 53,1%, абрикосы – 49,0%, а также шиповник – 19,8% и облепиха – 10,4%. Число школьников употребляющих плоды рябины составило всего 2,6%.

В результате анализа полученных данных все продукты питания, являющиеся источниками основных витаминов и микроэлементов, необходимых для функционирования ОЗ, употребляемые младшими школьниками Москвы были авторами объединены в табл. 2.

Таблица 2

Продукты питания, являющиеся источниками основных витаминов и микроэлементов, необходимых для органа зрения, употребляемые младшими школьниками Москвы

№	Основные продукты питания	Распространённость на 100
1.	Все виды зерновых (гречка, рис, овсянка, перловка, макаронные изделия и др.)	99,5
2.	Яблоки	99,5
3.	Картофель	96,4
4.	Птица (куры, индейка)	95,3
5.	Яйца	92,2
6.	Молоко, сливки	90,6
7.	Морковь	90,6
8.	Мясо (говядина, свинина, баранина)	90,1
9.	Сыры (мягкие, твёрдые, плавленые)	87,0
10.	Помидоры	78,1
11.	Капуста белокочанная	76,6
12.	Сливочное масло	75,0
13.	Рыба всех видов	73,4
14.	Творог	65,6
15.	Свёкла	64,6
16.	Орехи	63,5
17.	Ржаной (чёрный) хлеб	59,4
18.	Листья салата	56,2
19.	Стручковые (зелёный горошек, фасоль)	53,6
20.	Чёрная смородина	53,1
21.	Зелёный лук	51,0
22.	Сладкий, красный перец	51,0
23.	Абрикосы	49,0
24.	Петрушка	43,7
25.	Печень	37,0
26.	Щавель	30,2
27.	Шиповник	19,8
28.	Облепиха	10,4
29.	Почки	2,6
30.	Плоды рябины	2,6

Как следует из указанной таблицы, среди наиболее употребляемых продуктов оказались зерновые, яблоки и картофель их употребляет почти каждый младший школьник. Немного меньше, но всё же более чем у 90% учащихся в рационе питания имеется птица, яйца, молоко, сливки, морковь и мясо. Сыры в своём рационе имеют около 90% школьников.

Более 70% младших школьников потребляют помидоры, белокочанную капусту, сливочное масло и рыбу, а более 60% - творог, свёклу и орехи. Ржаной хлеб потребляет чуть меньше 60%.

Немногим более половины учащихся имеют в своём рационе листья салата, стручковые, чёрную смородину, зелёный лук и сладкий красный перец. И почти у половины этих учащихся в рационе питания имеются абрикосы.

Среди продуктов, которые в рационе питания распространены менее чем у половины младших школьников, оказались петрушка, печень, щавель и шиповник. Крайне мало младших школьников употребляют облепиху, почки и плоды рябины.

Что касается гендерных различий, то девочек достоверно больше, чем мальчиков имеют в своём рационе листья салата (66,3%), абрикосы (62,8%), стручковые (61,6%) и щавель (40,7%). По остальным наименованиям достоверных различий выявлено не было.

Далее будет уместным вспомнить один из основных принципов рационального питания, который заключается в необходимости большего разнообразия употребляемой пищи. В природе не существует продуктов, которые содержали бы все необходимые человеку компоненты (за исключением материнского молока, но только для новорождённых). Поэтому разнообразие продуктов лучше всего обеспечивает организму доставку с пищей необходимых ему веществ. Больше всего это относится к таким компонентам пищи как витамины и микроэлементы. В связи с этим нельзя рекомендовать постоянное длительное потребление одних и тех же продуктов.

Применительно к вышесказанному большое разнообразие употребляемых младшими школьниками Москвы продуктов питания (30 наименований), представленных в таблице 2, является таковым только на первый взгляд, т.к. только первые 4 вида продуктов можно считать потребляемыми всеми школьниками (зерновые, яблоки, картофель, птица) и ещё 4 вида почти всеми обследуемыми (яйца, молоко и сливки, морковь, мясо).

Таким образом, более 90% учащихся младших классов в своём рационе ограничиваются 8-мью наименованиями необходимых для зрения источников питания.

Не смотря на то, что эти 8 видов продуктов содержат практически все необходимые для ОЗ витамины и микроэлементы они составляют только 4-ю часть всех источников питания в которых нуждается ОЗ и не могут заменить собой ещё 12 видов, которые необходимы ОЗ в такой же степени.

Среди этих 12-ти видов 9 имеют высокую распространённость потребления, но она уже не может считаться достаточной - это сыры, помидоры, белокочанная капуста, сливочное масло, рыба, творог, свёкла, орехи, ржаной хлеб. Далее следуют 6 видов, которые нуждаются в повышении их потребления ещё в большей степени - это листья салата, стручковые, чёрная смородина, зелёный лук, сладкий красный перец и абрикосы. Последние 7 наименований можно отнести к продуктам низкого и крайне низкого потребления, среди них петрушка, печень, щавель, шиповник, а также облепиха, почки и плоды рябины.

Частота потребления младшими школьниками Москвы продуктов питания, являющихся источниками основных витаминов и микроэлементов, необходимых для ОЗ, представлена в таблице 3.

Как следует из указанной таблицы наибольшая частота потребления (в данном случае это потребление продуктов каждый день и часто) относится к молоку и молочным продуктам, в сумме частота их потребления составила 91,1%, а также к другим продуктам животного происхождения, частота потребления которых в сумме составила 88,5%.

Таблица 3

Частота потребления младшими школьниками Москвы продуктов питания, являющихся источниками основных витаминов и микроэлементов, необходимых для органа зрения (на 100 опрошенных)

№	**Вид продуктов питания**	Каждый день	Часто (4-5 раз в неделю)	Иногда (1-2 раза в неделю)
1.	Молоко и молочные продукты	53,6	37,5	8,9
2.	Продукты животного происхождения	45,8	42,7	11,5
3.	Продукты растительного происхождения	32,3	47,9	19,8
4.	Овощи	26,6	51,6	21,9
5.	Фрукты и ягоды	18,8	50,5	30,7

Продукты растительного происхождения и овощи встречаются в рационе школьников существенно реже. Их суммарные показатели частоты потребления составили 80,2% и 77,2% соответственно.

Реже всего учащиеся младших классов употребляют фрукты и ягоды. Суммарный показатель частоты их потребления составил 69,3%.

Каждый день молоко и молочные продукты употребляет чуть больше половины школьников – 53,6% и это несколько больше тех, кто потребляет эти продукты часто – 37,5%.

Учащихся, потребляющих другие продукты животного происхождения ежедневно и часто, было выявлено меньше половины и почти поровну (46% и 43% соответственно).

Частое потребление продуктов растительного происхождения и овощей оказалось в 1,5 раза больше, чем ежедневное и составило половину обследованных.

Фрукты и ягоды часто потребляет чуть более половины учащихся, что почти в 3 раза больше потребляющих их каждый день.

Школьников, потребляющих молоко и молочные продукты, а также другие продукты животного происхождения иногда, оказалось немного (9% и 11,5% соответственно). Тогда как растительные продукты и овощи встречаются в рационе питания иногда у 1/5 и 1/3 всех обследованных учащихся соответственно.

Таким образом, 1-е место по частоте потребления заняли молоко и молочные продукты, а также другие продукты животного происхождения, далее следуют продукты растительного происхождения, а после них овощи. Фрукты и ягоды имеют наименьшую частоту потребления.

В отношении возрастной динамики, ранговое распределение частоты потребления разных видов продуктов с возрастом изменений не претерпело, однако от 1-го класса к 4-му увеличилось число младших школьников употребляющих продукты иногда. Среди них молока и молочных продуктов в 3 раза (с 4,9% до 14,6%), а продуктов животного и растительного происхождения в 2 раза (с 7,2% до 14,6% и с 14,6% до 27,1% соответственно).

Оказалось, что практически все из опрошенных родителей, имеющие детей с нарушениями и заболеваниями со стороны ОЗ информированы об этом (46%). Из них 74% нуждаются в дополнительных знаниях по этой проблеме.

На вопрос, от кого бы вы хотели получать эти дополнительные знания, родители выделили врача-офтальмолога – 66,1%, средства массовой информации – 17,7% и врача – педиатра – 13%. Научно-популярную литературу и школьного врача отметили 7% и 5% респондентов соответственно.

Таким образом питание детей младшего школьного возраста нуждается в оптимизации, т.к. имеет существенные недостатки, негативно влияющие на состояние ОЗ и зрительную функцию [5, 6, 7].

Оптимизация питания детей младшего школьного возраста должна включать в себя коррекцию рационов питания не только в общеобразовательных учреждениях, но и дома, а контролировать эту работу следует администрации школ и родителям:

- необходимо увеличить число основных наименований пищевых продуктов, необходимых школьникам для ОЗ и частоту их потребления;
- не допускать снижения потребления необходимых для нормального функционирования ОЗ продуктов питания с возрастом.

Литература

1. Скурихин И.М., Шатерников В.А. Как правильно питаться. М.; 1984. 240с.
2. Мирская Н.Б. Биоритмы и питание. Биология для школьников. М.; 2002; 4: 19-24.
3. Оковитов В.В., Овечкин И.Г. Секреты здоровых глаз – М.: ВИДА; 1993. 104с.
4. Жуйков Е.В. Давай посмотрим на мир: Образовательная программа по охране зрения – М.: Чистые пруды; 2005. 32с.
5. Мирская Н.Б., Синякина А.Д., Коломенская А.Н. Особенности питания младших школьников Москвы как фактор риска патологии органа зрения. Вопросы детской диетологии. М.; 2013; 11; 3: 69-73.
6. Мирская Н.Б., Синякина А.Д. Оптимизация пищевого поведения младших школьников Москвы, как необходимое условие профилактики и коррекции нарушений и заболеваний органа зрения. Материалы Второй международной Научно-практической конференции «Дети, молодёжь и окружающая среда: здоровье, образование, экология». Барнаул. 2013. 111.
7. Мирская Н.Б., Синякина А.Д., Коломенская А.Н., Краилина С.И., Чайнова В.Н. Значение оптимального питания в сохранении зрения у младших школьников Москвы. Вопросы питания. М.: ГЭОТАР- Медиа. 2014; 3: 79-80.

Глава 4. ПРОФИЛАКТИКА И КОРРЕКЦИЯ НАРУШЕНИЙ И ЗАБОЛЕВАНИЙ ОРГАНА ЗРЕНИЯ ШКОЛЬНИКОВ (КОНЦЕПТУАЛЬНАЯ МОДЕЛЬ)

Учитывая высокую распространённость функциональных нарушений, и начальных форм заболеваний ОЗ учащихся общеобразовательных учреждений, авторами разработана концептуальная модель по профилактике и коррекции нарушений и начальных форм заболеваний ОЗ школьников основой, которой является медико-образовательный модуль. Это трёхуровневая система, включающая в себя подходы к ранней диагностике и коррекции нарушений ОЗ (I), оптимизацию двигательной активности и физическое воспитание школьников (II), обучение учителей, родителей и самих школьников основам здорового образа жизни с использованием структурированного набора информационно-методических материалов (III) (рис. 1).

Для создания указанной модели была использована разработанная авторами ранее «Концептуальная модель профилактики и коррекции нарушений и заболеваний костно-мышечной системы (КМС) школьников». Эффективность этой модели была доказана в 2010 году [1, 2, 3], что позволило авторам рекомендовать её для использования при разработке профилактических медико-организационных моделей по другим нозологиям в качестве алгоритма. В настоящее время под алгоритмом понимают какую-либо последовательность действий для достижения той или иной цели.

Помимо высокой распространённости и социальной значимости, выбор в качестве другой нозологии нарушений и заболеваний ОЗ школьников, объясняется тесной взаимосвязью и взаимозависимостью патологических состояний ОЗ и КМС, а также принадлежностью этих 2-х нозологий к школьно обусловленным.

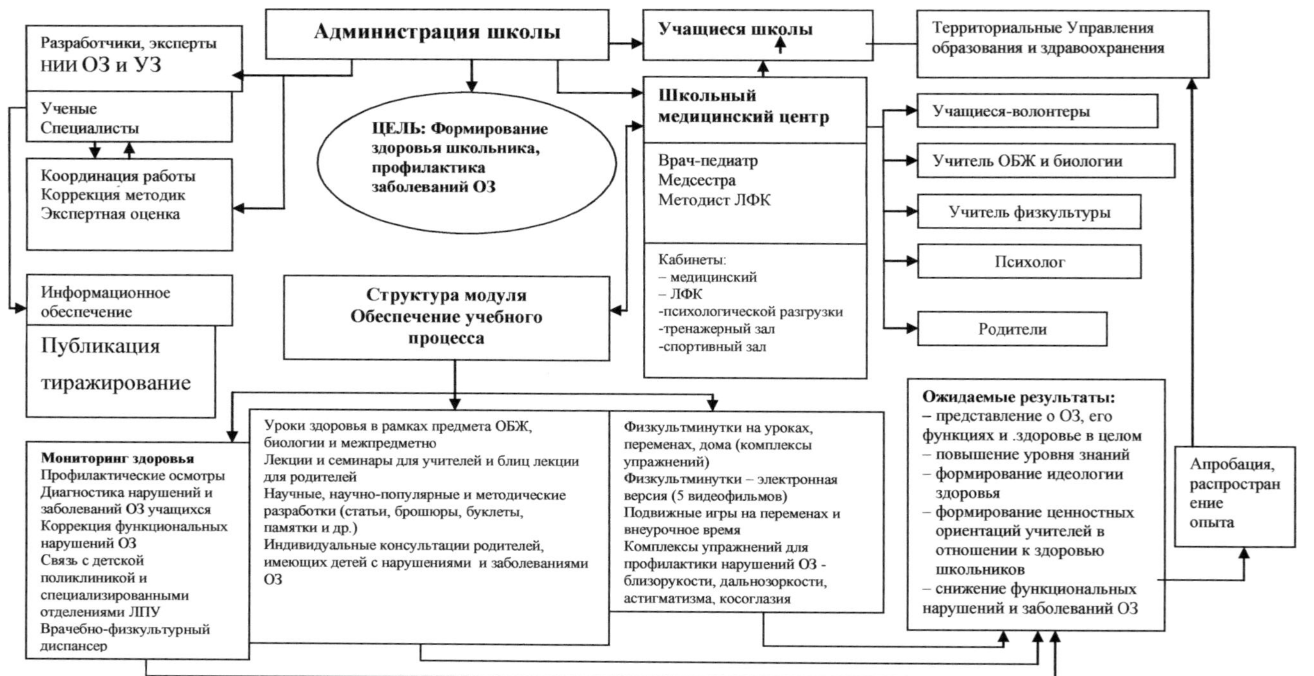

Рис. 1. **Концептуальная модель профилактики и коррекции нарушений и заболеваний органа зрения школьников**

4.1. Медицинская составляющая модуля

Одним из важнейших направлений охраны здоровья детей и подростков является раннее выявление отклонений в состоянии здоровья для наиболее эффективной организации оздоровительной и профилактической работы. Для повышения качества наблюдения за здоровьем детей и подростков в начале 90-х годов в НИИ Гигиены и охраны здоровья детей и подростков НЦЗД РАМН была разработана программа скрининг тестирования для массовых профилактических медицинских осмотров детей. За прошедшие годы программа была расширена и дополнена [4].

В программе скрининг тестирования, которую должна осуществлять медицинская сестра образовательного учреждения в отношении всех учащихся ежегодно, значительное место отведено тестам, направленным на выявление нарушений зрения:

1. Исследование остроты зрения
2. Выявление предмиопии (склонности к близорукости) с помощью теста Малиновского
3. Выявление нарушений бинокулярного зрения с помощью теста Рейнеке
4. Выявление скрытого косоглазия.

При проведении врачебного этапа профилактического осмотра в образовательных учреждениях врач-офтальмолог, с учётом данных скрининг тестирования, проводит офтальмологическое обследование учащегося и направляет его, при необходимости, на углублённое обследование и лечение в детскую поликлинику (детское отделение амбулаторно-поликлинического учреждения общей сети) или составляет индивидуальные рекомендации по профилактике прогрессирования и коррекции нарушений зрения в школе и дома.

Лица с нарушениями зрения любой степени подлежат диспансерному наблюдению, и с учёта их не снимают. При слабой и средней степени нарушений зрения они осматриваются 1 раз в год, при высокой – 2 раза в год.

Главная задача диспансеризации и лечебных мероприятий – приостановить или замедлить прогрессирование болезни и предупредить развитие осложнений, а среди детей группы риска – предупредить развитие болезни.

4.2. Образовательная составляющая модуля

Для повышения уровня информированности учащихся средних и старших классов по вопросам профилактики и коррекции нарушений и заболеваний ОЗ разработаны уроки здоровья, которые проводят врачи в общеобразовательных учреждениях.

Уроки здоровья рассчитаны на два учебных часа, по темам: «Формирование правильной посадки за учебным столом партой» (1 час). «Формирование правильной посадки при работе за компьютером» (1 час).

Для каждого урока представлены цель, задачи, необходимый объём знаний и навыков, методика, контрольные вопросы для проверки знаний, задания на дом.

Целью уроков здоровья является формирование у школьников сознательного отношения к выполнению правил соблюдения правильной посадки за учебным столом и на занятиях за компьютером. Для этого на уроках здоровья учащихся обучают тому, как следует правильно сидеть, знакомят и демонстрируют признаки правильной посадки за учебным столом и компьютером, а также возможные последствия для здоровья при неправильной посадке.

Кроме того, уроки здоровья способствуют исправлению неправильно сформированных навыков непосредственно в процессе занятий.

Усвоение указанных навыков формирует у школьников стереотип правильной посадки. В формировании этого стереотипа первичным оказывается овладение мышечно-суставным чувством, которое становится эталоном нормы, на который можно равняться в процессе самоконтроля за своей посадкой. Однако следует учитывать тот факт, что правильная посадка относится к двигательным навыкам, которые трудно формируются и могут быть утрачены при отсутствии самоконтроля, поэтому участвовать в формировании правильной посадки у учащихся, необходимо не только медработникам школы, но и всему школьному коллективу.

Другим эффективным способом профилактики негативных последствий зрительных нагрузок является проведение утренней зарядки и физкультминуток на уроках и переменах, которые относятся к так называемым малым формам физического воспитания.

Учителя обязаны включать эти виды двигательной активности в свою работу, однако они сталкиваются при этом со следующими проблемами:

- одни и те же упражнения быстро утомляют детей, а загруженность и высокая интенсивность труда педагога не позволяет часто менять задания, поскольку это требует дополнительного времени на подготовку, а также быстрого переключения с основного учебного материала на содержание комплекса;

- на каждом уроке на динамическую паузу отводится 3-4 минуты, хотя желательно, чтобы в течение дня периодически были задействованы все группы мышц, в том числе и глазные, испытывающие основную нагрузку во время занятий в классе;

- многие упражнения не приспособлены к условиям ограниченности движений в пространстве классных комнат.

Таким образом, запрос педагогического коллектива заключатся в том, что школе необходим набор коротких комплексов упражнений, включающий весь диапазон рекомендованных для ежедневного выполнения движений, удобных для проведения в классах и требующих минимальных организационных затрат.

В качестве современной информационной технологии создана фильмотека зарядок и физкультминуток для ежедневного использования на уроках, посредством трансляции в классе на экране с помощью видео средств (преимущественно для начальной школы) [5, 6].

Основной идеей создания фильмотеки зарядок и физкультминуток является систематическое (ежедневное) обеспечение и грамотное выполнение упражнений, направленных на профилактику нарушений ОЗ и КМС, а также приобретение ими статуса потребности в естественных каждодневных гигиенических процедурах.

В процессе реализации данной образовательной идеи авторы придерживались следующих принципов:

1. Необходимо, чтобы в съёмках видеофильмов участвовало как можно больше детей.

2. Поскольку учитель в классе не всегда может оценить и отследить, верно ли ребёнок выполняет движение или лишь имитирует его, контроль над выполнением упражнений должен осуществлять преподаватель физкультуры – автор данных комплексов.

Этот педагог на своих занятиях постепенно разучивает с детьми разные комплексы упражнений. Выполнение упражнений отрабатывается, корректируется, детям разъясняют назначение тех или иных движений. Когда комплекс освоен достаточно хорошо, производят съёмку его группового выполнения всеми учащимися класса. При просмотре фильма каждый ребёнок видит своё исполнение, может сравнить себя с другими, получить комментарии и рекомендации учителя физкультуры. В дальнейшем, при выполнении физкультминуток в классе дети двигаются уже достаточно правильно и осмысленно.

3. Участие в съёмках даёт детям дополнительную мотивацию. Во-первых, они знают, что их фильм будут использовать и другие классы, поэтому им хочется выглядеть на съёмках как можно лучше. Во-вторых, наблюдая себя со стороны, ребёнок обнаруживает свои ошибки и в следующий раз старается сделать всё правильно. Учащиеся классов, у которых ещё нет своего фильма,

получают дополнительный импульс для его создания.

4. Все упражнения выполняются под музыку.

5. Для лучшего восприятия фильма его показ осуществляется в широком формате на интерактивной доске.

Первоначально снимали фильмы, в которых упражнения показывал один человек - учитель физкультуры или школьник, но в ходе работы стало ясно, что снимая в качестве «инструкторов – ведущих» всех учащихся класса удаётся достичь лучших результатов.

Работа по созданию фильмов началась в 2011-2012 учебном году. В настоящее время уже имеется 5 фильмов. После оснащения большинства классов интерактивными досками (2012-2013 гг.) фильмы стали использовать ежедневно практически все учителя начальной школы и 5-6-х классов средней школы (общей охват составил 10 классов).

Таким образом, начало реализации идеи превращения физических упражнений в обязательный и привычный компонент жизни учащихся положено. Кроме того, обеспечение учителей удобным «инструментом» для проведения физкультминуток на уроках, решает задачу оптимизации труда педагога.

Однако следует учитывать, что физкультминутки это только один из факторов воздействия на состояние ОЗ и КМС детей и подростков наряду с уроками физкультуры, занятиями в группах оздоровительной физкультуры, в спортивных секциях, кружках бальных танцев, а также подвижными играми на воздухе, в группах продлённого дня и пр.

1. Эффективность внедрения фильмотеки подтверждается её активным использованием особенно учителями младших классов.
2. Важными результатами подобной организации физкультминуток стали:
   - повышение мотивации учащихся и осознанности ими своих действий при выполнении упражнений;
   - хорошее освоение того или иного комплекса большим числом детей

- возможность информировать родителей о том, как их дети включаются в работу по выполнению упражнений, т.к. родители часто плохо представляют себе, что и как делают их дети на уроках физкультуры, и не всегда расценивают эти занятия как необходимые;
- размещение отдельных комплексов упражнений на сайте школы позволяет желающим использовать их в домашних условиях.

Всестороннему гармоничному физическому и умственному развитию, тренировке координации движений, ловкости и меткости способствуют подвижные игры. Игры, проводимые на свежем воздухе, особенно в светлое время суток также закаливают организм и укрепляют иммунитет, что не только способствует улучшению остроты зрения, но и снижает вероятность воспалительных заболеваний глаз [7, 8].

Детям с нарушениями и заболеваниями ОЗ показаны специальные занятия ЛФК. Комплексы упражнений для оздоровления этого контингента учащихся имеют общеукрепляющую, профилактическую и коррекционную направленность [9]. Кроме занятий ЛФК в школе рекомендуется выполнять эти упражнения в качестве домашних заданий.

Помощником в этой работе должна стать семья. Родителям необходимо осознать необходимость совместной и согласованной работы школы и семьи. Это обеспечит единые взгляды на значение гигиенических требований и норм поведения в жизни человека, позволит в семейных условиях продолжать обучение и закреплять полученные в школе знания и умения, трансформировать их в навыки и привычки. Только единство гигиенических требований к ребёнку в школе и семье может дать положительные результаты.

Эффективное осуществление этих принципов в значительной мере зависит от медико-гигиенических знаний и навыков родителей. Для медицинской грамотности родителей требуется их обучение, а также формирование мотивации к получению медико-гигиенических знаний.

С целью повышения уровня медицинских знаний учителей и родителей по профилактике и коррекции нарушений и заболеваний ОЗ школьников авторами разработана тематика обучающих семинаров и лекций для проведения их на педагогических советах и классных родительских собраниях. Медицинские работники в школе должны принимать активное участие в этой работе: проводить индивидуальные беседы и консультации с родителями детей и подростков, у которых выявлены те или иные нарушения ОЗ, снабжать их соответствующей литературой и инструкциями, предупреждать о прогрессировании заболевания.

В качестве информационно-методического раздаточного материала авторами по указанной тематике подготовлены и внедряются учебно-методические и научно-популярные материалы.

Известно, что наиболее приемлемой формой общения в социуме, особенно среди школьников, являются отношения ученик в роли учителя. В связи с этим для обучения учащихся в рамках предлагаемого модуля авторы рекомендуют привлекать наиболее активных школьников, которые имеют положительную установку (мотивацию) на сохранение и улучшение собственного здоровья, высокий уровень знаний по вопросам заболеваний ОЗ, а также желающих поделиться своим знанием со сверстниками.

Непреложным условием подготовки и использования тех или иных видов информационной поддержки является формирование целевых групп потребителей информации [10]. Формирование целевых групп осуществляется с выделением первичных и вторичных целевых аудиторий (схема 1).

Первичная целевая аудитория – это та часть населения, которую в наибольшей степени затрагивает проблема, кто вероятнее всего отреагирует на эту информацию и получит от неё максимальную пользу. В нашем случае – это учителя, родители и члены семьи, учащиеся. Определяя первичную целевую аудиторию, следует учитывать возраст, пол, уровень образования и др.

Вторичная целевая аудитория – это те профессиональные или общественные группы, которые могут донести информацию до первичной целевой аудитории и повлиять на изменение её поведения. В нашем случае – это администрация школы, врачи, медсёстры, методисты и инструкторы ЛФК, психологи, журналисты и издатели.

Схема 1

Модель целевых аудиторий потребителей информации по раннему выявлению, профилактике, коррекции и лечению нарушений и заболеваний ОЗ школьников

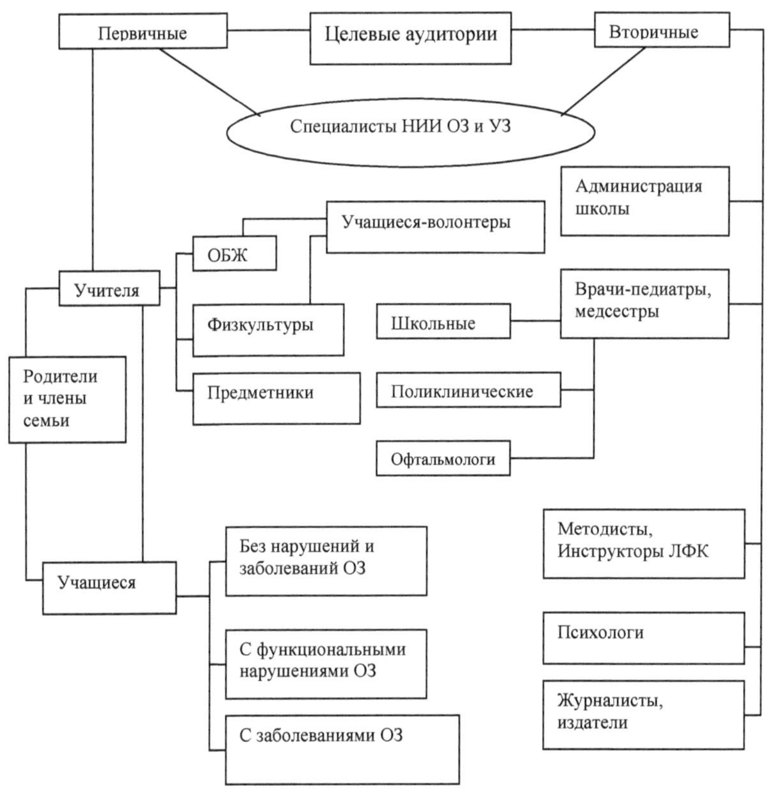

В качестве итогового документа всей концепции авторами предложена табл. 4 с основными направлениями деятельности коллектива школьного комплекса по раннему выявлению, профилактике и коррекции нарушений и заболеваний ОЗ учащихся.

Таблица 4

Основные направления деятельности коллектива школьного комплекса по раннему выявлению, профилактике и коррекции нарушений и заболеваний органа зрения учащихся

№	Исполнитель	Форма работы
1.	Врач-педиатр школы	1) Анализ медицинской документации. 2) Взаимодействие с детской поликлиникой и специализированными отделениями ЛПУ: - профилактические осмотры школьников (2 раза в год); - ранняя диагностика функциональных нарушений и начальных форм заболеваний ОЗ; - отбор детей групп риска и формирование групп здоровья; - коррекция выявленных функциональных нарушений и начальных форм заболеваний ОЗ; - индивидуальные консультации родителей, имеющих детей с нарушениями ОЗ. 3). Контроль над выполнением назначений офтальмолога. 4). Контроль над выполнением медицинской сестрой школы назначений специалистов. 4). Беседы с родителями (не менее 2 раз в год): обучение родителей рациональной организации зрительного режима школьника во время приготовления домашних уроков, во внеурочное время, правилам проведения с ребенком гимнастики для глаз, правильной посадке за рабочим столом и компьютером, подбору мебели с учётом роста ребёнка. 5). Беседы с учителями: обучение учителей рациональной организации зрительного режима школьников в учебное время в школе и правилам проведения со школьниками гимнастики для глаз; 6). Периодический контроль за правильным рассаживанием учащихся на уроках и правильной посадкой за рабочим столом и компьютером. 7) Использование научных, и научно-популярных материалов. 8) Разработка методических пособий (статьи, брошюры, буклеты, памятки, листовки, санитарные бюллетени, плакаты).

2.	Медсестра школы	1) Взаимодействие с детской поликлиникой и специализированными отделениями ЛПУ: - участие в профилактических осмотрах школьников совместно с врачом с целью выявления функциональных нарушений и начальных форм заболеваний ОЗ; - медицинские манипуляции (закапывание, стерильная повязка и др.) 2) Ведение медицинской документации: - составление списков учащихся, подлежащих оздоровлению; - подготовка рецептов и индивидуальных рекомендаций родителям; 3). Вызов родителей для проведения бесед. 4) Помощь школьному врачу в индивидуальных консультациях родителей, имеющих детей с нарушениями ОЗ. 5). Консультирование учителей по рассаживанию учащихся на уроках (составление списков). 6) Постоянный контроль над рассаживанием учащихся в классе. 7) Контроль за соответствием размеров школьной мебели росту ребёнка. 8) Постоянный контроль над правильной посадкой учащихся за рабочим столом и компьютером. 9). Контроль за ношением учащимися очков в школе. 10). Контроль за чистотой оконных стекол и состоянием осветительных приборов в классах и рекреационных помещениях. 11) Участие в тиражировании и распространении научных, научно-популярных и методических разработок (статьи, брошюры, буклеты, памятки, листовки, санитарные бюллетени, плакаты).
3.	Методист, инструктор ЛФК	1) Формирование групп школьников по ЛФК. 2) Отбор и контроль над выполнением комплексов упражнений для профилактики и коррекции нарушений и заболеваний ОЗ школьников. 3) Индивидуальные консультации родителей, имеющих детей с нарушениями ОЗ. 4) Использование научных, научно-популярных и методических разработок (статьи, брошюры, буклеты, памятки, листовки, санитарные бюллетени, плакаты).
4.	Психолог	1) Индивидуальные консультации родителей, имеющих детей с нарушениями ОЗ. 2) Разработка и использование научных, научно-популярных и методических материалов (статьи, брошюры, буклеты, памятки, листовки, санитарные бюллетени, плакаты).
5.	Учитель физкультуры	1) Использование комплексов упражнений для профилактики и коррекции нарушений и заболеваний ОЗ на уроках физкультуры. 2) Подготовка учащихся-волонтеров.
6.	Учителя ОБЖ и биологии	1) Взаимодействие с администрацией и медицинским персоналом школы. 2) Правильное рассаживание учащихся в классе (в соответствии с рекомендациями). 3) Контроль за правильной посадкой школьников за рабочим столом и компьютером. 4) Проведение уроков здоровья. 5) Проведение и контроль над выполнением: - физкультминуток на уроках и переменах; - подвижными играми на переменах; 6) Подготовка учащихся-волонтеров. 7) Подготовка, участие, проведение научно-практических конференций.

7.	Учителя младших классов и предметники	1) Правильное рассаживание учащихся в классе (в соответствии с рекомендациями). 2). Контроль за соблюдением зрительного режима, посадки за рабочим столом и компьютером 3) Соблюдение рекомендаций врачей по рассаживанию в классе учеников с нарушением зрения. 4). Контроль за ношением учащимися очков в школе. 5) Проведение и контроль над выполнением: - физкультминуток на уроках и переменах; - подвижных игр на переменах; 6) Индивидуальные консультации родителей с детьми. 7). Участие в гигиенической уборке класса, окон и проверке состояния осветительных приборов в классе.
8.	Учитель группы продленного дня	1) Проведение и контроль над выполнением: - физкультминуток во время приготовления домашних заданий; - подвижных игр во внеурочное время. 2) Контроль за ношением учащимися очков
9.	Родители и	1). Своевременное посещение врача офтальмолога, своевременная
	члены семьи	замена очков. 2). Выполнение рекомендаций по тренировке аккомодации; профилактике инфекционных заболеваний и травм органа зрения; 3). Контроль за соблюдением зрительного режима, посадки за рабочим столом и компьютером дома. 4) Рациональный подбор мебели с учетом роста ребёнка. 5). Контроль за ношением и гигиеной очков дома и во внеурочное время. 6). Участие в гигиенической уборке рабочего стола и проверке состояния осветительных приборов. 7). Контроль занятий с использованием гаджетов и девайсов. 8) Проведение и контроль над выполнением: - физкультминуток в домашних условиях; - подвижных игр во внеурочное время; - комплексов упражнений для профилактики и коррекции нарушений и заболеваний ОЗ (совместные занятия).
10.	Учащиеся-волонтеры	1) Проведение и контроль над выполнением: - физкультминуток на уроках и переменах; - подвижных игр на переменах; - комплексов упражнений для профилактики и коррекции нарушений и заболеваний ОЗ. 2) Подготовка и участие в школьных научно-практических конференциях. 3) Участие в разработке научно-популярных материалов (буклеты, памятки, листовки, санитарные бюллетени, плакаты).

Литература

1. Мирская Н.Б. Инновационные технологии реализации концептуальной модели профилактики и коррекции нарушений и заболеваний костно-мышечной системы школьников: Автореф. дис. … докт. мед. наук. М.; 2010. 48с.
2. Мирская Н.Б. Профилактика заболеваний костно-мышечной системы школьников. LAP LAMBERT Academic Publishing. Germany; 2013. 259с.
3. Мирская Н.Б., Коломенская А.Н., Ляхович А.В., Синякина А.Д., Краилина С.И., Росомаха Р.М. Эффективность обучающего модуля в профилактике нарушений и заболеваний опорно-двигательного аппарата школьников. Проблемы управления здравоохранением. М.; 2007; 4: 69-76.
4. Рапопорт И.К., Цамерян А.П. Диагностика, профилактика и оздоровление учащихся с рефракционными нарушениями и заболеваниями глаз. Школа здоровья. М.; 2012; 1: 41-51.
5. Макарова М.Н., Чайнова В.Н., Мирская Н.Б. Смотри и выполняй. Фильмотека зарядок и физкультминуток. Здоровье детей. М.: Первое сентября; 2013; 7:14-16.
6. Мирская Н.Б., Синякина А.Д., Коломенская А.Н. Оптимизация двигательной активности младших школьников Москвы, как необходимое условие профилактики и коррекции нарушений и заболеваний их органа зрения. IV Всероссийский Конгресс по школьной и университетской медицине «Охрана здоровья и безопасность жизнедеятельности детей и подростков. Актуальные проблемы, тактика и стратегия действий». Санкт- Петербург; 2014: 211-213; 415.
7. Мирская Н.Б. ред. Целебная сила движений. Физкультминутки и подвижные игры в школе. М.: Чистые пруды; 2006. 32с.
8. Мирская Н.Б., Коломенская А.Н., Ляхович А.В., Синякина А.Д., Самусенко И.Ю. Профилактика и коррекция нарушений и заболеваний костно-мышечной системы у детей и подростков: методология,

организация, технологии: учебное пособие. М.: Флинта: Наука; 2009. 224с.

9. Мирская Н.Б., Коломенская А.Н., Синякина А.Д. Глазки закрываем – глазки открываем: Час ЛФК. Здоровье детей. М.: Первое сентября; 2013; 9:19-21.

10. Медицинская профилактика. Современные технологии: руководство для врачей. Под ред. А.И. Вялкова, Г.П. Сквирской, И.Н. Ильченко, Л.Е. Сырцовой. М.: ГЭОТАР-Медиа; 2009. 232с.

ЗАКЛЮЧЕНИЕ

Медико-образовательный модуль, направленный на профилактику и коррекцию нарушений и заболеваний ОЗ школьников является содержательной составляющей концептуальной модели, но может рассматриваться и как самостоятельная обучающая технология для использования в профилактической работе учреждений здравоохранения и образования.

Использование данной концептуальной модели, а также отдельных её структурных составляющих, направлено на повышение уровня знаний медработников и оптимизацию их работы по выявлению и снижению факторов риска нарушений ОЗ учащихся общеобразовательных учреждений. Это позволит на более качественном уровне проводить работу по профилактике, коррекции и лечению выявленных нарушений и заболеваний ОЗ школьников непосредственно в учебном процессе. Повышение уровня знаний, сформированность позитивных навыков поведения, улучшение показателей состояния ОЗ школьников будут рассматриваться авторами как критерии эффективности предложенной технологии в условиях общеобразовательного учреждения.

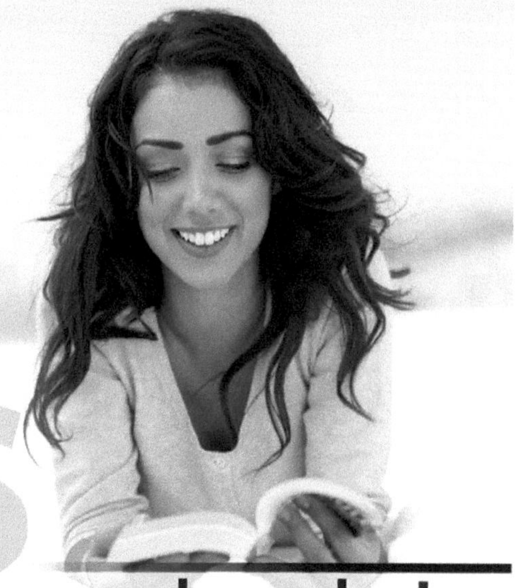

yes
i want morebooks!

Покупайте Ваши книги быстро и без посредников он-лайн - в одном из самых быстрорастущих книжных он-лайн магазинов! Мы используем экологически безопасную технологию "Печать-на-Заказ".

Покупайте Ваши книги на

www.ljubljuknigi.ru

Buy your books fast and straightforward online - at one of the world's fastest growing online book stores! Environmentally sound due to Print-on-Demand technologies.

Buy your books online at

www.get-morebooks.com

OmniScriptum Marketing DEU GmbH
Heinrich-Böcking-Str. 6-8
D - 66121 Saarbrücken
Telefax: +49 681 93 81 567-9

info@omniscriptum.de
www.omniscriptum.de

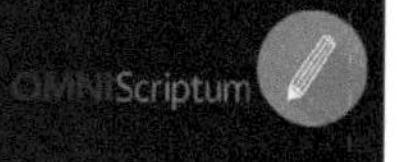

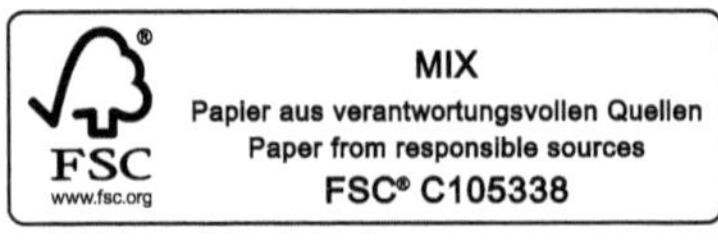

Printed by Books on Demand GmbH, Norderstedt / Germany